吃出影響力

營養學家的
飲食觀點與餐桌素養

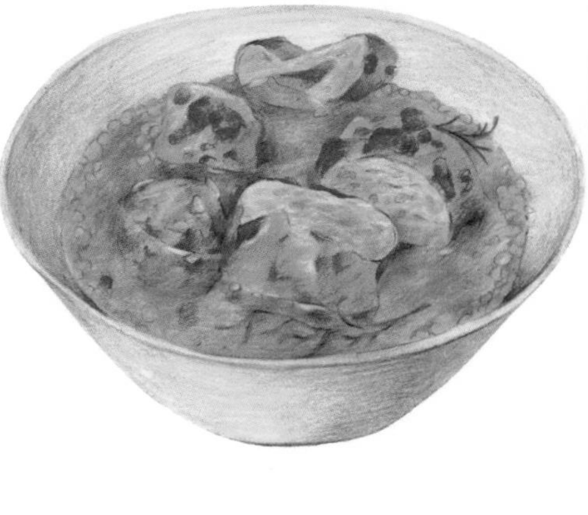

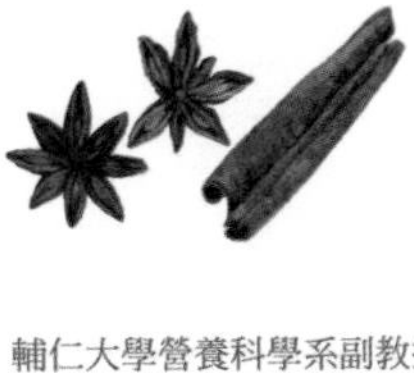

輔仁大學營養科學系副教授 ______ 劉沁瑜 著

Contents

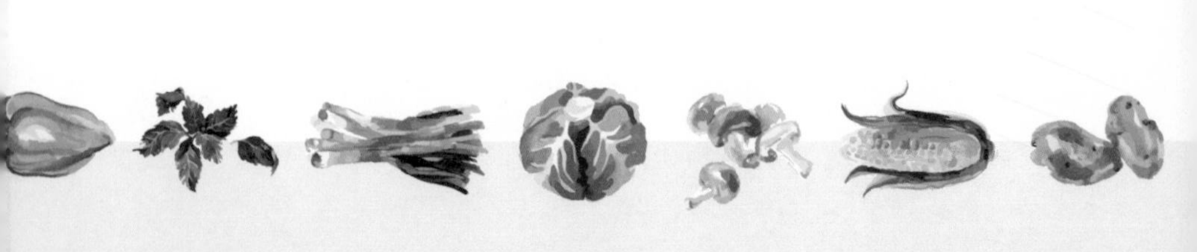

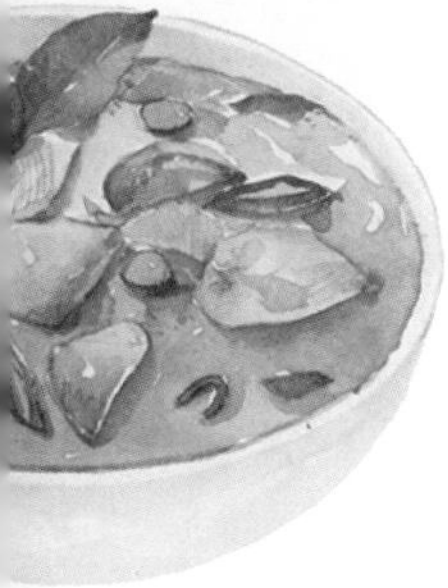

第二部 好吃的記憶起源

第三部 廚房裡的營養學家

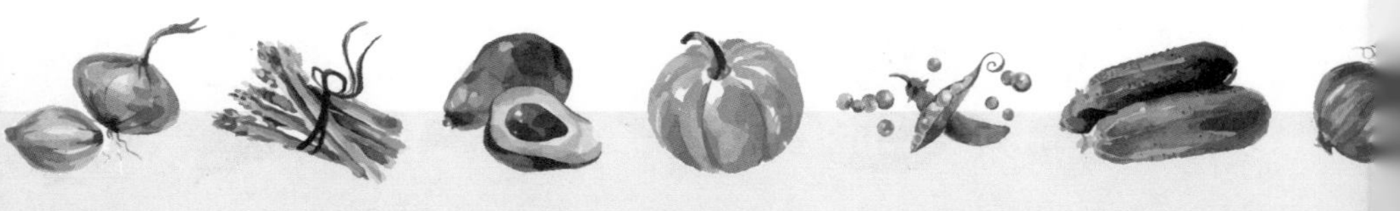

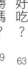

Contents

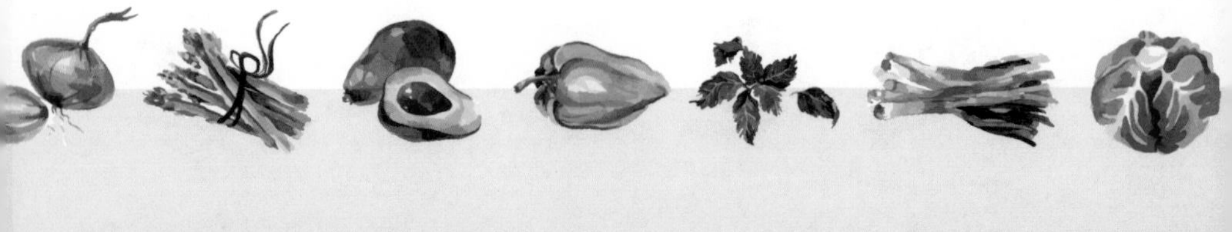

在空中跟沁瑜老師一起下廚

王永福──頂尖上市公司簡報教練&講師教練

跟沁瑜一起下廚，準備十人份的午餐，是一種享受。沁瑜不止重視營養，還能快速料理出一桌好菜，連擺盤都很漂亮。能跟本書的作者一起下廚，我想我寫的推薦序，應該有可信度吧？哈！

熟識的朋友都知道我喜歡煮菜。一開始只是因為愛吃美味的牛排，而開始下廚。買了幾本書，從基本的煎牛排、到烤牛排、到先煎後烤，然後開始嘗試舒肥，再進一步返樸歸真，依照不同部位的肉類特性，調整不同的料理方式。幾年後，對牛排的料理也算是有些心得。

兩個女兒出生後，作菜給孩子們吃，成為我發展中菜的學習動機。為了讓孩子們吃到健康又美味的料理，我買了更多的食譜，開始練習中式料理，從炒清菜、燉雞湯、煎魚、絲瓜蛤蜊，一道一道的練習，甚至拿了一本筆記簿，記錄我今天學的一些新菜色，在料理時應該注意哪些步驟？下一次又該怎麼調整。

但是食譜也許會教你煮菜，可很少會教你煮這些菜背後的營養原理。而身為一個工作生活兩頭忙的「家庭煮夫」（這是讚美，但其實我也只有假日才有空煮，而且還不是常常煮），常常上次記得的料理步驟，這次又忘記了。然後因為小朋友的可控制性很低（當過爸爸媽媽的都知道我在說什麼），不大可能有太多的時間，讓我慢慢料理。怎麼在很短的時間，變出四菜一湯，兼顧美味及營養，又不能常常重複。在剛開始學煮菜時，對我真是一大挑戰。還有一個挑剔的問題：一直看食譜，其實也會有點無聊。能不能告訴我一些，料理背後的故事？甚至是：花了這麼多時間去做料理，真的有用嗎？

看了好朋友劉沁瑜老師出的這本書，完全解答我對一本好的食譜書的三個要求：以營養學的深厚基礎，做出美味的料理，還分享了很多料理背後愛的故事。這個只有身兼營養學家&臨床營養師&營養學教授的她，才能做的到啊！

沁瑜老師不止在醫院照顧病人如何吃的健康，也在學校教學生們營養專業知識，最厲害的是，她也能親自動手做出一道道美味料理！從沁瑜的FB，經常可以看到她用很快的速度，變出一道道美味的料理，或者幫孩子們做出超厲害的便當。看了書之後，才知道這是有方法的啊！（詳見「快速備餐的訣竅」一章），然後針對忙碌的外食族，怎麼樣吃的美味又健康，也可以瞭解簡單可操作的方法（詳見「許一個飲食健康的願望」各章）。

在二〇一九年九月的某個中午，在朋友一間漂亮的山間別墅，我有榮幸跟她一起下廚，共同準備一桌十人的午餐。當天吃過的朋友都讚不絕口啊！懂營養、會教學、能下廚，現在還能寫書，然後還是三個孩子的媽，沁瑜老師，真是太強大了！

「食育，就是飲食生活的教育」，我也希望從日常的每一餐，教育孩子們從懂飲食，到懂生活。沁瑜老師現在把這些專業又美味的食譜，以及飲食的營養機理，還有許多關於料理背後愛的故事，寫成這本易讀又美味的書籍。希望透過這本書，你也能在空中跟沁瑜老師一起下廚，為你所愛的人做出一道一道美味又營養的料理。

身為跟沁瑜老師一起下過廚的我，真心推薦！

推薦序

怎麼吃？有學問！

周碩倫——兩岸知名企業創新教練

很高興沁瑜把我六十天減重十五公斤的案例寫成「創新者的瘦身人生」收錄在她的新書裡。瘦身是很多人的目標和希望，但很多人花了大錢，卻減錯重量（把需要的肌肉給減掉了）；或是減重很快，復胖也很快（飲食習慣無法維持）。

沁瑜在寫作的時候，已經傾聽讀者的聲音，她會問我當時怎麼吃？去哪裡吃？有什麼困擾？怎麼維持？然後針對這些瘦身常見的飲食問題，用營養學專業的角度給出建議。相信這本書可以解答你在瘦身飲食上大部分的問題，也希望我的案例讓你有信心，也讓瘦身變得更健康、更容易！

吃對食物就能健康瘦

林明樟——連續創業家暨兩岸跨國企業爭相指名的財報講師

這幾年因為職業傷害，加上體重近九十公斤，下定決心透過大量運動，包含路跑、鐵人三項、單車環島、潛水、重訓等活動，來強迫自己瘦身。經過一年多的努力只減了一公斤，而且過程中非常痛苦，因為需要打破很多原本的生活慣性行為。

因緣際會，我的學生林士傑醫師主動來信想協助我。林醫師說：「ＭＪ老師，相信我一次，您不需要改變生活作息，只需多喝水加上『吃對食物』就能健康瘦身。」

我當下不好意思拒絕，畢竟自己學生這麼熱情的想幫助我們，就配合他的建議開始「吃對食物」。沒想到三個月後，僅僅透過吃對食物這件事，在沒有改變生活習慣下，居然讓我的體重從八十九公斤健康瘦身到八十三公斤。半年後的現在也持續穩定在減重後的重量。

欣聞好友劉沁瑜副教授以營養專家的角度出了一本好書《吃出影響力》，立馬翻閱學習。在閱讀過程中，點頭連連。這與當年林醫生一對一協助我成功減重的核心觀念相通。在本書中，沁瑜是從營養學的角度切入，更適合一般人的生活習慣，從小朋友的便當準備、生活食材的採買建議等實用知識協助我們吃得更健康。

這本書中，我最喜愛的一點是：每個章節都有一道或數道準備起來極簡、好吃又營養的備餐教學，這正是我最需要的知識。身為兩個孩子的中年大叔父親，為了降低自己與家人長年外食營養不均的問題，每個月我都會為家人下廚，書中這些備餐訣竅就能立馬幫我產出各式各樣可口美味的餐點，讓心愛的家人享用。

如果您也想了解如何快速備餐的訣竅、如何提升冰箱管理效率，或是與我一樣有長年外食或減重需要，這本用正確食物（材）與營養角度為主軸的《吃出影響力》，您千萬別錯過。ＭＪ真誠推薦給喜愛健康生活的您與家人。

重新開啟健康而有影響力的生活

黃國珍——品學堂執行長、《閱讀理解》學習誌總編輯

「呷飽未！」這句話在我成長的記憶中，是過去街訪鄰居、厝邊頭尾，見面最常聽到的問候語。不論是認識或不相識的人，每次聽到這句問候，總是給我一份溫暖而親切的感受。如果不慎被對方知道還沒吃飯，問候的人一定會補上「來啦，來厝裡呷啦，免客氣，來啦！」那熱情的招呼有時伴隨著誇張的動作，幾乎讓人覺得沒去是真的對不起他啊！

想來也有趣，問候有很多內容可以問啊，怎麼會問候別人呷飽未！我無法確定這一句問候語是從何時開始成為一種約定成俗的問候，不過所有語言詞彙要成為社會集體性的語言，一定有讓它普及的環境，成為一種可以表達關心的共識。如果從這條件來看，「呷飽未！」代表它一定出現在一個大家「沒呷飽」的社會，因此，「呷飽啊！」成為一種「我很好」的代名詞。

在祖父母口中，曾經有一個大家為了掙一口飯辛苦努力的年代，當時有米飯已經是很好的條件，一年中也就是節日慶典或是祭祖，才有較多的肉可以分食。關於飲食，沒什麼好講究的，有就是一種福份。在那樣的年代，對大多數人而言，吃就是生存，為了明天的氣力。

先輩的努力，帶來經濟的發展。父母親那個年代，小康之家，除了溫飽之外也有餘裕，對飲食有多些講究的條件，最直接的是講究起食材和各式烹調的風味。小時候最喜歡全家上館子吃飯。中餐有臺菜、江浙、北平、上海館子，各式菜系的餐廳開始蓬勃，西餐也愈來愈普及，我第一次吃牛排是在國中時，隔著餐巾紙望著一大塊吱吱作響的五分熟牛肉，心裡充滿驚喜，更別說大塊牛肉在嘴裡咀嚼的滿足感。而當時在媒體上看見許多在飲食上追求新奇食菜的報導，例如吃熊掌、當街剖殺老虎、大啖瀕臨絕種的娃娃魚，藉「吃」來彰顯個人浮誇的權勢。

我很幸運，生長在開始富裕起來的台灣，而且身邊不乏愛吃又會吃的藝術、文化圈的長輩。跟著他們上館子，在台灣也嚐過大江南北的各式美味。但是喜歡跟他們吃飯不只是有美食佳餚，當時更吸引我的是在席間，每一道菜上來，席間有人說明這道菜的來路，補些歷史典故、文人趣事，引出文學或藝術的相關話題，或是評比不同師父在同一道菜上，火侯料理的高下。有時各有擁護的餐廳，爭論不出結果，就當下約定日子，殺去另一家餐廳吃他一輪再比高下。這時我最樂了，因為我又有機會品嚐美食，佐以文化與藝術的滋味。

雖然自己頗有口福，但是一次經驗讓我對飲食的意義有了更深刻的體驗。那是我離鄉出國唸書近一年第一次回國，媽媽當天煮了一桌的晚餐，沒有高檔的食材，沒有花俏的料理手法。因為媽媽還在廚房忙，怕我餓要我先開動。我在飯桌上用餐時，看著她在廚房的背影，眼前逐漸朦朧，因為，每一口都是回憶，每一口都是思念……在這個時刻，「吃」成為離鄉遊子心靈上最直接的療癒。

近年電視從歐美與日本頻道帶起飲食節目的風潮，除了介紹珍饈美味、古怪食材之外，愈來愈多節目是以健康為主題，飲食從吃的飽、吃的好演變到吃出健康，反應不同時代的內涵。而沁瑜教授在這本書中進一步提出更為進階的新觀點，就是這本書的書名《吃出影響力》，而她本身正是這觀念最佳的代言人。

認識沁瑜教授已經有五年的時間，她除了以專業的學識在輔仁大學為台灣培育營養界的尖兵，也在臉書和其他演講的場合分享飲食相關的趨勢。除此之外她也是擁有三位活潑美麗女兒的媽媽，常常在臉書看她為家人把乏味的理論，變成健康美味的餐點。同時，有多位社會各界的名人都接受她細心專業的個別建議，從走過癌症治療的迷霧，到改善不規律的飲食與作息所造成的肥胖，讓朋友們重新開啟健康而有影響力的生活。

這本《吃出影響力》是沁瑜教授取自身營養專業與健康科學為材料，佐以真實生活實例，從個人、家庭、工作等全方位視角現身說法，為健康加分，為影響力加分。

雖然我還沒機會親自品嚐到沁瑜教授的好手藝，但是讀完這本《吃出影響力》，一樣領略到她如下廚料理般誠懇用心，給予家人和朋友的愛。這正是這本書想實踐的生命風采：健康而有影響力！

推薦序

每個家庭都值得擁有一本的「食」字天書

楊為傑——白袍旅人——小兒科醫師

我是個很重視「吃」的兒科醫師。這可能是因為我在充滿美食的台南生活，也可能是因為我需要跟太太一起張羅家裡的餐點，也可能單純因為我就是愛吃。但最重要的其實是因為我經常需要在門診回答家長關於孩子「飲食」的問題。

發燒、咳嗽能不能吃這個？拉肚子了要怎麼吃？孩子太瘦、太胖要怎麼吃？孩子挑食怎麼辦？家長沒時間，主要依賴外食怎麼辦？孩子很愛吃甜食怎麼辦？但多年的經驗下來，我發現飲食相關問題，其實是不容易解決的。因為我們台灣人很在乎吃，卻沒有好好的學習「吃」這件事。我們對食物來源、選購、保存、調理可能都不夠瞭解。包括我也是。我的營養知識主要來自於教科書。觀念上當然是正確，但是西方教科書與台灣飲食習慣，其實有滿大的落差。不容易落實在日常生活中。

我比較幸運的地方在於數年前就認識了劉沁瑜老師。劉老師不僅是一位大學營養科學系的副教授，更重要的是她有臨床營養師的經驗，以及她是個經常幫家人準備餐點的媽媽。過去幾年我經常跟劉老師討教關於兒童營養、家庭備餐等議題，劉老師教會了我許多重要的知識與觀念，而且我們家也會跟隨劉老師的食譜做菜，我必須誠實的說：超、級、好、吃、的。

一個好的營養食譜，最重要的不只是營養，而且要好吃。

好食譜，不+1嗎？

不過，劉老師用了畢生的功力，所寫的《吃出影響力》，如果您以為這只是另一本食譜書，那您可能就小看這本書了。除了好吃加營養的食譜外，這本書其實寫的相當用心，引述了許多經典的研究，根據最新的科學研究成果，給大家最「正統」的飲食建議，讓您可以獲得最正確的飲食觀念。同時也跟大家談怎麼「管理冰箱」、「快速出餐」，這些實用的技巧，對於忙碌的現代家庭來說，根本猶如武功祕笈，只要閱讀完畢加以應用，您的飲食管理肯定能大增十年功力！甚至對於時下最夯的foodpanda現象，劉老師都有詳細解析，告訴外食族如何盡量維持健康與均衡！

「You are what you eat」，人如其食。我們人體就是由我們每天吃的食物所構成。要蓋一棟百年大樓，我們不可能選用品質不良的鋼筋水泥。為了我們自己與家人的健康，我們是不是可以一起多了解「飲食」這件事呢？

《吃出影響力》，推薦給您！

好好地吃，是我們常遺忘的幸福

葉丙成——台大教授、PaGamO創辦人

好好地吃，是一種幸福，但我們卻總把它遺忘。

自從創業之後，每天被繁忙的行程追著跑，能好好吃飯變成愈來愈困難的一件事。往往得在十分鐘狼吞虎嚥幹掉一個便當，塞顆讓口氣清新的涼糖，就得趕快衝去開下個會，跟客戶談下一個對公司非常重要的案子。甚至，有時忙到連十分鐘狼吞虎嚥的時間都沒有，一餐就跳過去了。加上現在家庭型態都是雙薪，夫妻工作都很忙，午晚餐常常都得靠外食解決，而外食油膩、口味重，對健康影響很大。

我身邊好幾位在創業的知名創辦人好友們，在這種不正常的飲食狀態下，身材都像吹氣球般體重直線上升。我自己這幾年也是體重數字屢創高峰。我常苦笑說，古人都是為了公事繁忙而「衣帶漸寬終不悔」，但我們現代人許多卻都是為了事業而「衣帶漸緊終不悔」！

雖然都知道，要有好的健康，一定要好好地吃，但總是心有餘力不足。想增加對營養的認識，讓自己吃得更好、更有品質，但坊間的書或是僅以吸睛的「減重」作為訴求，或是變成類信仰式的以神效為訴求，而在營養學專業上無法提供更專業的資訊；又或者是在書中講了許多專業資訊，但卻缺了「人味」而讓人難以親近。

當初聽說沁瑜要寫一本關於「吃」的書，我就非常期待！一方面她原本就是營養學的權威教授，過去擔任營養學會的副祕書長。除了曾在臨床擔任過營養師之外，現在在大學努力幫台灣培育新一代的營養師人才，近年更是致力於幫助台灣的中小學提升營養午餐的品質，希望幫助台灣的孩子吃得更好。

要論營養學的專業，市面上書籍的作者少有像她有如此紮實的背景，兼有業界經驗、學界專業、及在全台推廣食育的高度。但更重要的，是她寫食育的文字，有故事，有人味。一直以來，我認為沁瑜是一個很真的人。她對於自己的病人、對自己的學生、對自己的三個孩子跟老公，都是真心以對。也因為這樣，對她而言，幫助身邊的人吃得好，已經不僅止於是她的工作而已；那更是她傳達她的愛的方式。

因此，她的每篇文章，不是硬邦邦的生硬知識，而是一個個生動鮮明的個案故事。從這些案例的主角生活出發，讓我們看到他們可以怎麼樣做，讓自己吃得更好，讓生活更有品質。而這當中，連我自己也變成案例之一！當沁瑜聽說我因為外食而體重扶搖直上時，她問了我公司的地址，然後以公司地址為核心去調查附近的餐廳小吃店，最後寫出了一篇給類似我這樣上班繁忙的外食族的指南。

當我看到她寫的我常吃的那些店，哪些可以點、哪些不應該點，該點寬麵或細麵等，我驚訝不已！原來平常外食的時候，我點的餐點竟然踩到了那麼多地雷！我馬上列為外食點餐的重要守則，衣帶也因此不再漸緊了。一兩個月內減了五公斤，身體走路爬樓梯也不再那麼喘了！好好的吃，把自己的身體顧好，我們才有能力追求自己的幸福；甚或，幫人創造幸福。

如果你對於吃這件事，過去都沒有好好的重視，這是一本我會推薦你看的書。如果你很在乎吃，這更是我要推薦給你的好書。這是一本文字有溫度，充滿故事、專業跟愛的好書。看完這本書，你我才能真正體認到吃得好，對我們的人生，是多麼重要的一種幸福。

媽媽的餐桌寶典

劉昭儀——水牛書店×我愛你學田負責人

我其實也不是天生愛煮飯的，但是身為全家康樂股長的我，還滿堅持每天至少有一餐飯應該全員在一起七嘴八舌、手忙腳亂的共享。因為這幾年接觸很多當令的在地農作，也就理所當然的不假外求，將這些蘊含生命力的鮮美食材，變成餐桌上累積家庭記憶的料理。

問題來了！該如何配置菜色，才能讓家人皆大歡喜呢？食物的多樣性與營養的均衡，又該怎麼樣兼顧呈現呢？還好！我們有沁瑜，她身兼營養師、料理媽媽以及飲食教育的工作者，她可以如同百寶箱一般，應對家庭生活中的各種驚嚇與驚喜、游刃有餘與手足無措、一成不變與創新翻轉，不只是餐桌上的三菜一湯而已，期間蘊積理性與感性，理論實務的交互印證，以及深厚素養的內涵，真正讓人受用無窮。

我常常覺得疑惑，為什麼媽媽們在孩子小時候，總是小心翼翼地為孩子製作副食品，或是精心挑選食材食物，總之要讓孩子吃得頭好壯壯，才是王道。可是一旦孩子上學進校門之後，媽媽們似乎就完成階段性任務般，理智斷線——營養午餐是學校的事、點心就在大賣場或便利商店讓孩子各取所需，至於晚餐呢？反正外食的選擇那麼多，進廚房是追劇之後不得已的選擇；然後家人們就漸漸地習慣重口味、合成的調味料、或是單一的口感；然後媽媽們會說：「沒辦法，我煮的他們都不喜歡吃啊？！」

當我在學校裡碰到很多家長的抱怨時，我都在想：到底有沒有一本書，可以用媽媽們接納的文字，輕鬆地讓媽媽們重新認識食材的本質、料理的豐富、烹調方式的歸納整理、以及實際操作上的一點靈，最好還有觸動媽媽玻璃心的動人故事！

這樣的一本餐桌寶典，猶如媽媽們的聖經般，我總是可以再三翻閱、日日溫習，每天早上在規劃當天為家人準備的餐桌時，更不能沒有它。沁瑜老師的《吃出影響力》值得讓媽媽們虛位以待！

懷念的餐食滋味，就是人生最美好的滋味

謝文憲——知名企業講師、作家、主持人

母親過世十四年半了，已經超過她臥病在床的期間了，午夜夢迴時，腦袋裡對她的影像漸漸模糊，忘不了的是餐桌上的紅燒獅子頭。

四十幾年前的台灣社會，餐桌上能夠有魚和肉，肯定是豐盛之食，大家庭裡掌廚的媽媽總會準備紅燒獅子頭，慰勞大家一段時間的辛苦。小時候的記憶，除了母親的獅子頭，就是奶奶的醬菜、稀飯、絲瓜，這些平常到不能再平常的餐食。

民以食為天，飲食有時不僅是飲食，它是一種記憶，一種獨到的記憶，屬於這個家庭裡，每一個份子最美好的回憶，無關豐盛與否。

我喜歡沁瑜，她富有正義感，對吃的科學有獨到的見解，每每講到吃，她都是朋友群中的專家，她的專業不只是講一堆專有名詞，她會用冰箱當作模板，講一些我聽得懂的飲食資訊，她不但能讓我食指大動，而且能讓我不要吃太多，健康的減重。

分享三個小故事：

有回她在憲福社群年會上，以冰箱當作框架，用營養學當作素材，讓台下兩百多位觀眾嘖嘖稱奇，秒懂專業。

她來我的廣播節目代班前，曾上過我的節目專訪，我們談到身為忙碌的母親如何兼顧工作，又能幫孩子準備美味的便當。我那時被她眼中閃耀的光芒，深深的吸引，其實我聽得肚子也好餓。

她受過我四堂嚴酷課程的考驗：說出影響力、教出好幫手、寫出影響力、知識型網紅私塾教練班。每一堂課她都全力以赴，不會因為她有繁重工作與三個小孩的家庭負擔，而自我打折。我真的很欽佩她，在學校課堂裡，她是大學教授；在我的課堂裡，她是謙虛受教的好學生。

她算是我的救命恩人，二〇一七年我從日本返國後受到宿疾纏身之苦所折磨，某次掛急診，我打電話跟她求救，其實是要跟她老公（曹醫師）求救，她跟老曹第一時間幫了我大忙，我很是感動。後來的兩年，老曹是我的主治醫師，直到六月份決定手術，也是老曹操刀，我最終被確診得到惡性腫瘤，老曹、沁瑜夫妻，給了我很多實質與精神上的鼓勵和幫助。

沁瑜出書，就像是我出書，我希望她的溫暖與餐食科學，化做餐桌上家庭記憶，她能吃出影響力，我能展現生命力，誠摯推薦本書。

飲食不只是吃飽而已

在醫院工作十年、也在大學教書接近十年，在營養工作中常聽到大家對於飲食的疑難雜症，減肥吃什麼？脂肪肝要吃什麼？親友罹患癌症可不可以吃什麼？尤其是在這五年中，資訊飛快地傳遞，太多似是而非的資訊每天出現在我們的身邊，很多病人拿著網路上沒有來源的營養資訊來詢問、身邊親朋好友也常在通訊軟體中傳遞讓人驚嚇的健康資訊，感覺知道很多，但確定的很少。在營養學會擔任副祕書長的期間，有許多營養系的學生、在第一線工作的營養師、營養專業會員來信反應，說坊間的某些暢銷書傳遞大量錯誤的訊息，請學會出來指正。

很遺憾的是，在言論自由的時代、在灰階的邊緣，除非有顯著的犯罪事證，我們拿他們一點辦法都沒有。書籍出版後，沒有科學實證的資訊大量流傳，他們開設祕密社團，美其名是給粉絲尊榮的待遇、照顧粉絲，但其實也在傳遞自以為是的資訊中夾帶自己的商業利益。

這兩年因為關心台灣學校午餐的議題，和富邦文教基金會與大享食育協會一起去日本連續參訪了三屆全國學校午餐甲子園比賽，從物產耕作到運輸、食品安全與檢驗、食材製備到供餐、供餐動線與建築設計、餐具材質與飲食文化、專業人員的教育與訓練，這些都是以國家政策為高度的重要工作。

舉例來說，去年參訪府中市給食中心時，察覺每個學校午餐供應的牛奶品牌不同，詢問之下才瞭解日本政府會因應各乳業公司的產量與公司的所在地，有計畫地分配學校午餐的牛奶供應。

前年參訪過程中，有幸遇見第一屆日本全國學校營養士協議會的會長田中女士，八十幾歲的奶奶身體硬朗而熱情。當天剛好是營養師們的年度在職教育，文部科學省的給食調查官、食育調查官也在現場，可見食育在日本被重視的高度。當天我們由現任的會長長島女士以高規格接待。

在訪談的最後，我們問：「協會工作的目的是什麼？」她說：「日本是一個老年化社會，唯有從小吃健康的飲食、培養健康的習慣，才有辦法健康的老化。」

日本學校午餐一直被大家稱讚的不光只是好吃與否，而是以國家為支柱，後面還有一群有這樣眼光和高度的先行者在奮鬥與支撐著。

原來，飲食不只是吃飽而已。

很多身邊朋友、聽過演講的聽眾、學生和網路上的讀者常常鼓勵我寫書，但以前臨床工作實在太忙、現在大學的教學、研究、服務和輔導工作也幾乎填滿我所有的時間，備課到睡眠稀缺的狀態，答應商周出版寫這本書時，我其實沒有信心自己寫得完。這本書很多時候是傍晚回家煮飯時、等待起鍋前的幾分鐘空檔，或是通勤開車時等待紅燈的一分鐘，點點滴滴用錄音記錄下來，再收成文字整理。

寫書卡關，是因為我一直反覆思考讀者的需求；寫書到淚流滿面，是因為想念食物在成長中給我的情感與記憶。我們常聽到英文這句「We are what we eat」，指的是飲食影響人們的身體健康，其實我們常常忽略，飲食也構築我們的靈魂，從舌尖、到腦海、在心底。

我從事營養教學與臨床研究工作，也是每天備餐的家庭主婦，不論在學校的教學或者與朋友的交流，總希望能提出清楚且有理論依據的營養觀點和有用可執行的飲食實作，以這樣的心情來出版這本書。

整本書也是根據我這幾年與朋友討論、聽眾問答和網友留言收集到的需求而分成四個段落寫成。第一部分，是我當初選擇營養這一行的初衷和營養門診裡與病人互動的故事；第二部與第三部是從家庭的視角看待餐桌，飲食不只是熱量與營養，也是非常文化性的活動與親子教養的過程，這兩部有許多實作的建議與管理，希望讓生活緊湊的現代人更游刃有餘的面對食物，能好好預備一餐。第四部是特別為好朋友與上班族等大眾規劃的章節，許一個飲食健康願望是許多人的希望，包括減重該注意的事項、抗癌飲食、外食的原則、如何看待斷食、如何規劃運動飲食等，許多似是而非的減重提議可以在這邊得到梳理。所言已多，所欲言卻是未了，我盡量把瞭解的知識用淺顯語言表達出來。

書寫與做菜都不容易，但這是我身為營養專業職人的責任，如此而已。

第 1 部

營養學家的初衷

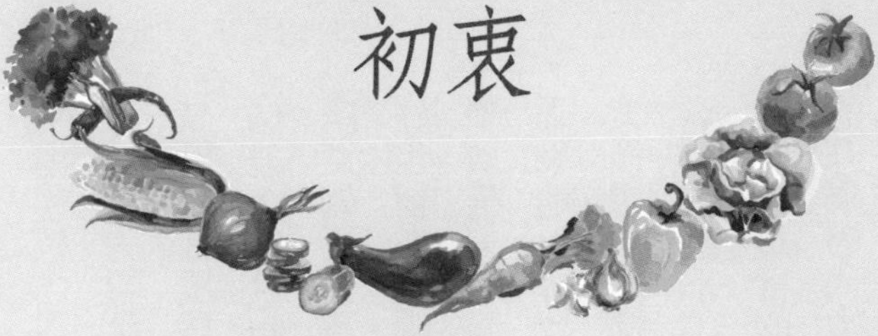

1／營養學家是什麼？可以吃嗎？

念營養系是一個很心酸的偶然，跟很多人一樣，我們那個年代是大考分數落在哪間學校，就到那所學校念書的宿命。我的整個求學過程從國高中女校到大學都是女生的系所，當時沒什麼人知道營養師是什麼職業，尤其在南部保守的求學氛圍裡，倘若念第三類組，醫學系就是醫學院裡的唯一系所；如果女孩們去念師範體系的學校，畢業之後最好也留在南師讀書，如果考得太好上了台北師範大學或是去台南以外的縣市讀師院，有朝一日最好也乖乖地返鄉教書。我有幾個同學在台北師範學院畢業後想要返鄉教書，積分都不夠，都得在外縣市、偏鄉或是上山漂流一陣子才有辦法回到南部教書，就知道這樣的觀念根深蒂固。在那樣沒有太多選擇的升學年代中，我沒有考上師大家政系，也沒有考上醫學系，獨自一人北上念了一個小小的食品營養系。離家的那一刹那有點雀躍也有點想哭，很迷惘地在那樣的求學歲月中找尋未來人生的可能。

食品營養系的修課裡除了普通生物、普通化學、統計學，和以系名為主的營養學、營養評估之外，出乎意料之外地念了很多沒聽過的科目，像是分析化學、食物學原理、生理學、生物化學、分子生物學、膳食療養學、團體膳食、食品加工、食品化學、食品衛生與安全、食品微生物、發酵學、公共衛生、專題研究等，每個正課再外掛二～四小時的實驗課，就足以搞得大家死去活來。以為只是一個穿著圍裙煮飯的營養系，是我小看了這門科系，這是一個跟你玩真的、而且不太好念的應用科學領域的系所。

當時其實不太懂為什麼大二生理學需要學這麼多不同的器官系統，所以我常常蹺課，但一直到我大三開始學膳食療養學，需要針對不同器官病變和疾病開立營養處方進行飲食介入時，我才恍然大悟，才點點滴滴地去補足之前荒廢的課業。像是生理學課學習的泌尿系統、腎臟結構與功能，到膳食療養學時候針對慢性腎衰竭、腎病症候群、腎炎症候群、急性腎衰竭、泌尿道結石等，這些需要營養支持、飲食輔助治療的疾病。這些基礎讓我在臨床工作時非常受用，倘若當時在修課的時候知道未來工作上的應用面，大二的我會更加認真上課。**唯有清楚知道病因、理解病人原本的生活和飲食型態，才能對症給食**。這是我的堅持，也影響了我現在在大學教書、輔導學生的時候，我的職場工作經驗可以協助他們去貫穿這些基礎學科與職場的連結，讓他們能夠更心甘情願、或是更興味盎然地學習。

當年我們在六月畢業之後，要等到十二月才能考專技高考，不像現在八月就可參加第一次考試，十二月還有第二次的報考機會。我自恃大學時候不算用功，畢業之後蹲在家裡讀書半年也說不過去，便很努力準備研究所考試，從來沒想過以為只是煮飯的營養系還有研究所可以就讀。當年的營養相關研究所少，動輒一兩百人報考，名額不到十人，錄取率大概是百分之三到四，不過相較隔壁室友念會計系的研究所錄取率還不到一，營養系所的錄取率還算好（苦笑）。大四時我下定決心好好讀書，幸運地應屆就考上研究所。隔年念研究所的同時再考上當年錄取率不到十的營養師國家考試。「有了執照，似乎就比較容易找工作了吧！」、「在畢業前把國考考過才能安心出社會吧！」我當時是這樣認為並且努力地往目標前行。

研究所第二年的下學期，我一邊養著實驗大白鼠，一邊進行實驗分析，同時也為了即將來臨的畢業季和找工作未雨綢繆著。還記得畢業當年的大年初三就提起行李北上回到實驗室寫論文做實驗，同時整個寒假開始密集關注學會會刊背後的就業資訊，一看到適合的職缺便投出履歷，包括營養公衛背景的研究人員和很少出缺的醫院營養師。履歷投了三個單位，面試兩家之後，最後進入醫學中心工作，也是培育我未來十年學習團體膳食大量製備、臨床營養和基礎研究的搖籃。

對現在的新新人類而言，在同一家公司、機構工作超過兩年可能是天方夜譚吧！但在我們父母那一輩來看，一份鐵飯碗工作做了十年之後還轉換跑道根本是大笨蛋吧！時代在轉變著，十九世紀工業革命創造出大量的工作需求與希望，但到了二十一世紀，我們看到許多工作在消失，像是無人車衝擊了運輸業、機器手臂做出標準化的拉麵、人工智能也取代了部分不太需要情感層面的醫療工作，掛號批價、領取尿管、採血管都可以透過條碼從機器自取。如同在我高中的時候沒有聽過營養師這個行業，但如今許多學生在面試時可以侃侃而談地說：「我未來要在醫院當營養師。」、「我想當一個上電視通告的營養師。」，而我的研究生告訴我：「我想當基因診斷與飲食設計的營養師。」沒錯，飲食調控基因也已經是當今營養科技的顯學了。

我們無法預測未來的就業市場是怎樣的樣貌，但在營養工作中，由於我們必須先清楚知道病人的原始飲食型態是什麼，甚至幾點起床、幾點吃、在哪裡吃、跟誰吃等等這些細瑣的小事，確切地收集到這些細節，才能分析出什麼樣的飲食型態導致了現在的疾病狀態？當下我們又該如何量身給予個人化醫療營養計畫？飲食習慣也與自小的餐桌記憶有關，那些情感的維繫、節慶時候讓人印象深刻的食材，都讓人與食物的關係無法分割。另外我也體會到飲食供應與經濟能力是息息相關，往往也拉扯到照顧者與被照顧者之間，那些幽微的感情糾葛。

但如果要用很簡單的文字序描述在醫院十年的營養師工作給我的啟發是什麼？我覺得很像一次解壓縮了別人的人生，那些縮影構築了他們的身形、體重、膚質和氣質，在飲食習慣中，我窺探了人生的祕密。

團隊、工作、教學

營養系有很多的實驗課程，除了學習專業知識之外，確實的動手操作到熟練技能，也是課程目標之一。

在實驗課工作的訓練裡，我期待做到三件事情：

1. 營養專業技能的建立

在觀察學生們工作的過程中，除了確實落實食品衛生的操作之外，事先的疾病飲食規劃設計、採購與成本計算、菜單營養素的評估與修正、工作流程與分配、到最後的成品展示、清潔與善後，整個流程走過才算完成。

2. 互助分工和榮辱與共

記得台灣首位米其林名廚江振誠在大師課裡提過廚房的分工，一個盤子裡，每一

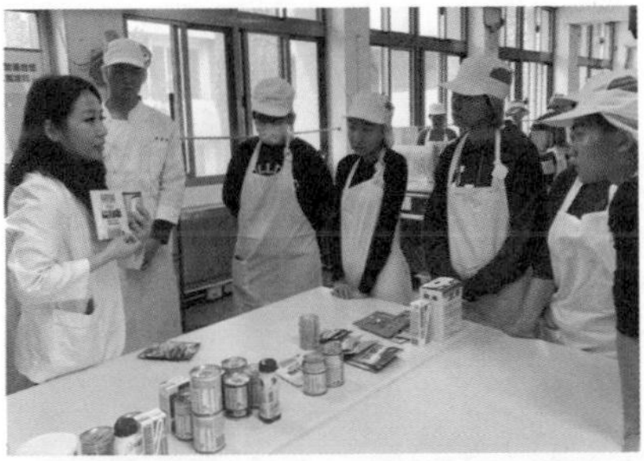

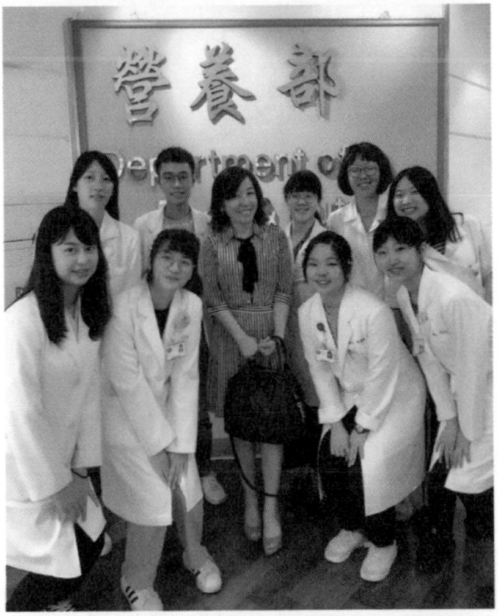

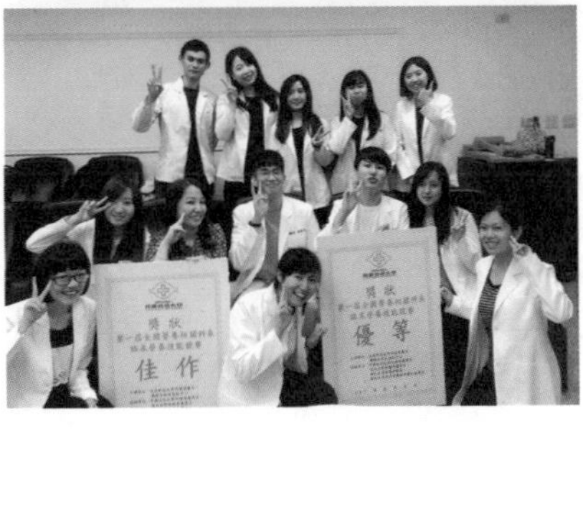

樣食材都有分工，最後再組合一起；可以想見的是，只要出菜的時間差錯過、刀工形狀走樣，都會影響到成品的外觀、溫度、口感。在課程中我們以組為單位，設計彼此提醒與相互承擔的計分機制，讓合作感自然而然建立。

3. 察言觀色和順勢補位

合作感的建立之後，其實最重要的就是這個部分。記得女兒兩歲的時候，看到我在拆包裹，要撕下紙箱上的膠帶時，她小小的身軀便搖搖晃晃地把客廳的小垃圾桶拿到我的身邊。在她小小的腦海中，已經能快速判斷「媽媽要丟垃圾了，我要趕快拿去給她」這樣的訊號。

同樣的，實驗會有出錯，以管灌飲食為例，兩個同學在處理攪打和過濾，另外的同學便應該準備好分裝的標準碗，水也秤好在一旁備用。組員之間便無堅不摧、攻無不克了。

看著學生漸漸熟練，認真工作流動的樣貌，覺得教學就是應該如此。

2 / 減重班孩子們教會我的事情

小瑞是我在當營養師時在減重班認識的孩子。當時我是醫院新進的營養師還在熟悉供膳的業務，但暑假是醫院辦兒童減重班的旺季，而我任職的醫院是當年開辦兒童減重班的先鋒，於是我就被分配到減重班一起協助孩子們控制體重。每個孩子在到院入班前都會經由小兒科醫師抽血以確認健康狀態。兩個月的減重期間，孩子們需每週來醫院一個下午，上團體營養課、運動課、小組輔導和個人諮詢，週末還有爬山健行活動。當年一個人的費用是八千元，並不便宜，但醫院給予的人力成本也非常高，每位營養師專責照顧四位孩子兩個月的飲食與成長。

參加減重班的孩子都有自己的故事，有些是因為在學校身體健康檢查時體重過重或肥胖、有些孩子太早熟在小學三年級就出現第二性徵，而被醫師轉介給營養師、比較讓人心疼的是因為在學校被同學嘲笑太胖跑太慢、太會流汗有汗臭而沒有同學要坐他旁邊、女生被男生嘲笑胸部太大、男生被男生嘲笑上廁所找不到鳥鳥，當然可能包括了老師不自覺的隱形忽略。父母陳述時都是氣憤、心疼和無助，孩子們多是不知所措地低著頭在旁邊轉手指。

外表的傷可以處理，內在的傷比較棘手。

在麵包店長大的小瑞

小瑞的父母離異，媽媽上班，平日由外公外婆照顧他放學之後的生活。家裡開了一家麵包店，小瑞放學後就回麵包店後面的房間寫功課、在店裡玩或看書、也會幫忙顧店，是個很乖巧的孩子。可能因為他都待在麵包店沒出去玩，也可隨意取用架上的蛋糕麵包和冰箱裡的鮮奶、優酪，他在小五的時候體重直線攀升，外婆很苦惱總是買不到適當的衣服給他。

小瑞是很內向的孩子，很認真寫飲食記錄，「今天吃了荔枝、優酪，也喝了牛奶。」

我問他：「牛奶喝幾個馬克杯？」

「嗯，大瓶的兩瓶，一瓶可以倒四杯。」

「OO大學農場的優酪一組四杯，我下午寫功課的時候吃了兩組。」

「吃幾杯優酪？」

「荔枝吃幾顆？」

「阿嬤在市場買了兩把，我晚上看電視時都吃掉了。」

我當下大概知道小瑞的問題。在和他媽媽對話的過程中，我理解媽媽對於自己婚姻的失敗而對他產生的愧疚感，加上小瑞的貼心懂事讓外公外婆更加疼愛。對大人來說，「我盡可能供應他」的想法。無限量的供給吃食，使得小瑞的「飲食度量衡」單位都遠超過一般孩子，甚至是大人。

學者將家長的**飲食教養行為分為三個類型：威權型（authoritarian）、開明型（authoritative）及放任型（permissive）**。威權型父母會限制孩童甜食的攝取並強迫吃蔬果。放任型父母讓孩童選擇想吃的食物，並不限制分量。開明型父母則鼓勵孩童攝取健康食物，同時也讓孩童選擇想吃的食物。孩子對於高脂食物的偏好與體脂肪有關，也與父母攝取脂肪的量有關。

小瑞在這件事上有錯嗎？當然沒有。他吃的都是大家認為健康的水果和乳製品，點心是自家的烘焙品，幾乎不太吃零食。最大的問題是他沒有食量的概念，加上長輩覺得「小孩胖不是胖，長大抽高就好了」，所以也不以為意。內向的小瑞因為肥胖使得在學校交朋友更加困難，單親家庭或許也讓他缺少自信，阿嬤的麵包店是他的小小堡壘，吃點心成為放學後感到舒壓的儀式，不論是麵包蛋糕、牛奶優酪或水果。

兒童減重要兼顧平衡生長與發育

小瑞的身高一百五十二公分、體重六十公斤，換算成身體質量指數將近26，比對左頁表當然是肥胖的。

我對他的首要計畫是：「增加運動，點心減半，正餐照舊吃。」我希望他在這個暑假裡就算體重沒有減輕，但要長高，來拉低他的身體質量指數。

小瑞在第一週只將點心量減半就已經減了0.5公斤。媽媽也幫他安排了游泳課，利用運動減去他過多的熱量，同時也刺激骨骼的生長與發育。他在泳池的新社交圈中也交到年紀相仿的新朋友。

小瑞原本的點心量是建議量的四倍，第一週時我先將之減半，但我的最終目標是暑假結束他離開減重班時，讓點心攝取量趨於正常，也就是水果二～三份、乳製品二份（優酪一杯、牛奶240cc一杯），同時修正他的三餐攝取。不過小瑞因為血中三酸甘油酯偏高合併脂肪肝，讓我更加積極介入他的飲食控制。

兒童及青少年生長身體質量指數（BMI）建議值

衛福部 102 年 6 月 11 日公布

BMI=體重（公斤）/身高^2（公尺^2）

年紀	男性				女性			
	過輕	正常範圍	過重	肥胖	過輕	正常範圍	過重	肥胖
	BMI＜	BMI 介於	BMI≧	BMI≧	BMI＜	BMI 介於	BMI≧	BMI≧
0.0	11.5	11.5-14.8	14.8	15.8	11.5	11.5-14.7	14.7	15.5
0.5	15.2	15.2-18.9	18.9	19.9	14.6	14.6-18.6	18.6	19.6
1.0	14.8	14.8-18.3	18.3	19.2	14.2	14.2-17.9	17.9	19.0
1.5	14.2	14.2-17.5	17.5	18.5	13.7	13.7-17.2	17.2	18.2
2.0	14.2	14.2-17.4	17.4	18.3	13.7	13.7-17.2	17.2	18.1
2.5	13.9	13.9-17.2	17.2	18.0	13.6	13.6-17.0	17.0	17.9
3.0	13.7	13.7-17.0	17.0	17.8	13.5	13.5-16.9	16.9	17.8
3.5	13.6	13.6-16.8	16.8	17.7	13.3	13.3-16.8	16.8	17.8
4.0	13.4	13.4-16.7	16.7	17.6	13.2	13.2-16.8	16.8	17.9
4.5	13.3	13.3-16.7	16.7	17.6	13.1	13.1-16.9	16.9	18.0
5.0	13.3	13.3-16.7	16.7	17.7	13.1	13.1-17.0	17.0	18.1
5.5	13.4	13.4-16.7	16.7	18.0	13.1	13.1-17.0	17.0	18.3
6.0	13.5	13.5-16.9	16.9	18.5	13.1	13.1-17.2	17.2	18.8
6.5	13.6	13.6-17.3	17.3	19.2	13.2	13.2-17.5	17.5	19.2
7.0	13.8	13.8-17.9	17.9	20.3	13.4	13.4-17.7	17.7	19.6
7.5	14.0	14.0-18.6	18.6	21.2	13.7	13.7-18.0	18.0	20.3
8.0	14.1	14.1-19.0	19.0	21.6	13.8	13.8-18.4	18.4	20.7
8.5	14.2	14.2-19.3	19.3	22.0	13.9	13.9-18.8	18.8	21.0
9.0	14.3	14.3-19.5	19.5	22.3	14.0	14.0-19.1	19.1	21.3
9.5	14.4	14.4-19.7	19.7	22.5	14.1	14.1-19.3	19.3	21.6
10	14.5	14.5-20.0	20.0	22.7	14.3	14.3-19.7	19.7	22.0
10.5	14.6	14.6-20.3	20.3	22.9	14.4	14.4-20.1	20.1	22.3
11	14.8	14.8-20.7	20.7	23.2	14.7	14.7-20.5	20.5	22.7
11.5	15.0	15.0-21.0	21.0	23.5	14.9	14.9-20.9	20.9	23.1
12	15.2	15.2-21.3	21.3	23.9	15.2	15.2-21.3	21.3	23.5
12.5	15.4	15.4-21.5	21.5	24.2	15.4	15.4-21.6	21.6	23.9
13	15.7	15.7-21.9	21.9	24.5	15.7	15.7-21.9	21.9	24.3
13.5	16.0	16.0-22.2	22.2	24.8	16.0	16.0-22.2	22.2	24.6
14	16.3	16.3-22.5	22.5	25.0	16.3	16.3-22.5	22.5	24.9
14.5	16.6	16.6-22.7	22.7	25.2	16.5	16.5-22.7	22.7	25.1
15	16.9	16.9-22.9	22.9	25.4	16.7	16.7-22.7	22.7	25.2
15.5	17.2	17.2-23.1	23.1	25.5	16.9	16.9-22.7	22.7	25.3
16	17.4	17.4-23.3	23.3	25.6	17.1	17.1-22.7	22.7	25.3
16.5	17.6	17.6-23.4	23.4	25.6	17.2	17.2-22.7	22.7	25.3
17	17.8	17.8-23.5	23.5	25.6	17.3	17.3-22.7	22.7	25.3
17.5	18.0	18.0-23.6	23.6	25.6	17.3	17.3-22.7	22.7	25.3

說明：

一、本建議值係依據陳偉德醫師及張美惠醫師 2010 年發表之研究成果制定。

二、0-5 歲之體位，係採用世界衛生組織（WHO）公布之「國際嬰幼兒生長標準」。

三、7-18 歲之體位標準曲線，係依據 1997 年台閩地區中小學學生體適能（800/1600 公尺跑走、屈膝仰臥起坐、立定跳遠、坐姿體前彎四項測驗成績皆優於 25 百分位值之個案）檢測資料。

四、5-7 歲銜接點部份，係參考 WHO BMI rebound 趨勢，銜接前揭兩部份數據。

衛福部102年兒童身體質量指數對照表。

	身高（公分）	體重（公斤）	身體質量（BMI）	11歲男生的BMI
減重前	152	60	26	正常值 14.8-20.7
減重後	156	56	23	過重≥ 20.7
	長高4公分	減輕3公斤	已脫離肥胖	肥胖≥ 23.2

小瑞減重二個月的成果。

三酸甘油酯的正常值是25～150 mg／dl，最好控制在150 mg／dl以下，一旦超過600 mg／dL就隨時有急性胰臟炎發作危險。

小瑞的高三酸甘油酯也同時顯示他整體熱量的確攝取過多。除了烘焙品裡的澱粉和看不見的含糖量，還有水果的葡萄糖和果糖、牛奶中的乳糖，雖然後二者都是天然物，但好食物攝取過量依舊會導致血脂肪過高。尤其水果和果汁的成分約有一半是果糖。果糖的分子結構類似三酸甘油酯，攝取後會被肝門靜脈輸送到肝臟；與葡萄糖轉換成肝醣不同，過多的果糖會轉化成三酸甘油酯的形式儲存，流進來的果糖像是電腦的壓縮程式一般被收納起來。果糖轉變成脂肪存在肝臟細胞裡，而長期的脂肪肝導致肝細胞的持續發炎，都是導致肝硬化和肝癌的主要原因。

身體質量指數算法

體重（公斤）÷身高（公尺）的平方

小瑞在減重班兩個月結束後，身高是一五六公分、體重是五十六公斤，換算身體質量指數是23，與之前的26相比，實在是成效匪淺。年代太過久遠，我不太記得他的腰圍，但我記得小瑞的褲頭鬆了、褲長變短了。在判讀上，對於十一歲的他只要讓身體質量指數降到23.2，便是脫離肥胖，回到「過重」的範圍。

對於孩子的體重控制，不能只是單純地講求快速減去體重計的數字，而是要兼顧平衡生長與發育。這幾年看到許多網路減肥社團，許多父母自己在體重控制的同時也讓成長中的孩子輕易嘗試「生酮飲食」、「減醣飲食」或「低油飲食」，甚至讓幼兒也吃低醣飲食，大人把自己的飲食轉移到孩子的餐盤裡，完全忽略孩子的生命期階段與大人不同，這些行為都是貿然拿孩子的健康與智力發展開玩笑。

減重班結業那天，小瑞的媽媽和阿嬤都來了，我跟小瑞媽媽說：「您真的是很用心的媽媽，孩子都會理解的。」

當時我未婚，還未為人母，但小瑞和他媽媽的出現，與其說是我陪伴他走過減重那兩個月，倒不如說是他們給了我對婚姻與撫育孩子的提醒。

3/我也曾經是被指指點點的母親

我在二十七歲時成為母親，當時即便我有營養學的碩士學位，也在醫院擔任臨床營養師，在我知道自己懷孕的那一刻起，依舊是惶恐的。記得當時是剛從國外開會返台的週末，因為噁心嘔吐，以為自己是水土不服或腸胃炎，趁週一中午的休息時間趕去尚未結束的腸胃科門診看病。經過醫院地下街的藥品店時，不知道為什麼就走進去買了驗孕棒，當時是這樣想的：「先排除懷孕，要是醫師安排有放射線類的檢查才較安心。」沒想到進廁所驗了之後發現懷孕，噁心嘔吐的原因有了解釋，也不用去腸胃科門診看病了。第一時間我驚慌失措地跑回辦公室，翻出抽屜裡的《生命期營養》課本，顫抖的手翻著課本，讀著從懷孕到孩子出生的孕婦飲食要注意什麼、孩子的飲食要怎麼安排、我接下來會發生什麼事情……。

老實說，我真的嚇壞了！

我一直工作到生產的前一天，而月子期間我經歷沒有母奶的自責與焦慮，以淚洗面地過了半個月；我也承擔了「營養師一定要產後瘦身成功的原罪」，所以月子一期滿，我就趁孩子睡著的空檔，每天爬二十層樓梯當作運動。

成為母親之後，唯一慶幸的是遇見一個很好的保母，她成為我上班時的好幫手。但孩子在三個月大的時候開始厭奶，我明明聽見她肚子咕嚕咕嚕地叫，但她就是不肯吸奶，一瓶奶從溫熱餵到涼，最後只好倒掉。接著她開始吃副食品的時候也不甚順利，不是把食物頂出來就是吐掉，最後只要看到我拿湯匙，孩子就會用雙手摀住嘴巴！

我猜，我也把孩子嚇壞了！

母乳與嬰兒配方奶的抉擇

孩子兩歲半的時候，我帶她去看健兒門診。記得那是端午節過後，門診在放假後總是很多人，我抱著孩子進入診間。小兒科醫師說：「媽媽，妳的小孩長得太慢，要帶她去看營養師喔！」

當天候診區很吵，我以為我聽錯了，我挖挖耳朵，重新問醫師：「什麼？」醫師說：「小孩的身高和體重都只有3％，我們醫院有營養師，妳去掛營養諮

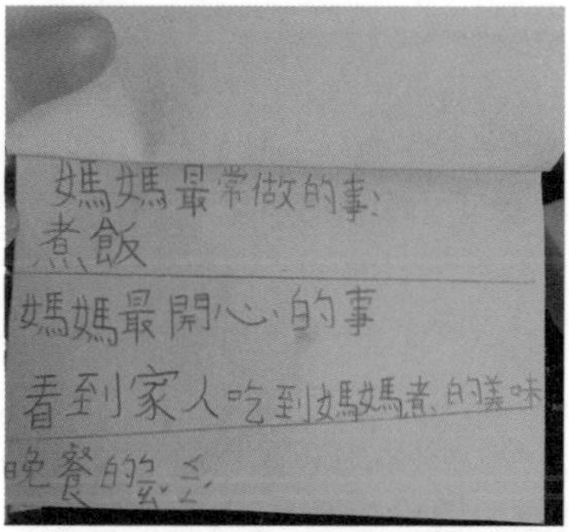

女兒小學二年級時寫的母親節卡片。

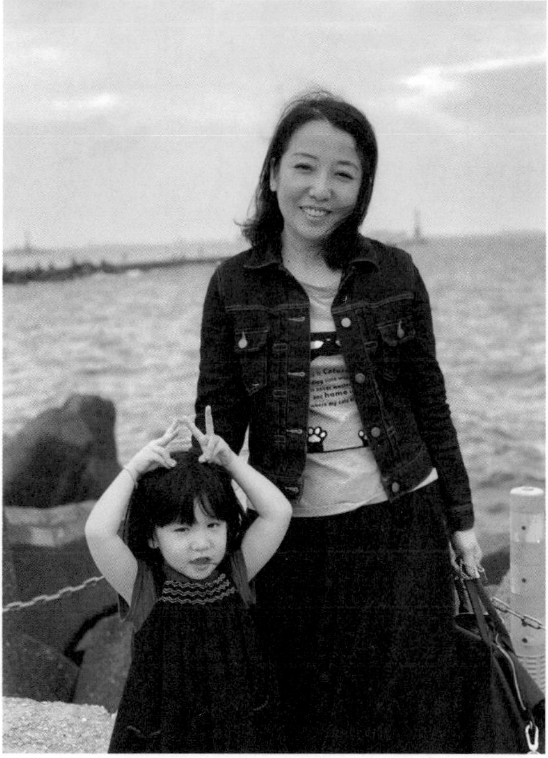

每個孩子都是上天給的禮物與珍珠，都是來教導我們的。我從過來人的經驗要請媽媽們拿掉多餘的愧疚感。關於營養的知識，我可以在書本上跟大家做系統的分享，關於愛、生活與學習，我們要彼此扶持，一起牽手前進。

詢門診。」

這次我聽清楚了我看著醫師說：「我就是營養師。」

「妳是本院的營養師嗎？」醫師驚慌失措地翻著病歷說。

「是的，而且我是看小兒肥胖門診的營養師。」

「那妳煮飯一定很難吃，不然小孩怎麼會這麼小！」醫師自以為幽默地笑著說。

我低著頭沒有回話，忍住眼淚抱著孩子離開診間。我不斷在想，在一路養孩子的過程中，我做錯了什麼？又忽略了什麼？

我想到小婷。懷孕的時間，我與小兒新陳代謝科的醫師一起看了夜診兩年。每個孩子的家庭都是一個獨立的故事，不論孩子的健康問題是大是小，往往承擔較多責任的都是母親。小婷是其中一個讓我印象深刻的母親。

小婷有傲人的國立大學商學院學歷、外商公司行銷長的經歷，她的孩子在七個月的時候早產，母親的悲傷被忽視，批評的聲浪卻排山倒海而來：「事業心重」、「都是她不小心害到孩子」、「看她瘦成這樣怎麼擠得出奶」，這些惡毒的話語沒有少過。小婷為了餵母乳，乳房擠到破皮變成粉紅色，奶還是不夠孩子喝；坐月子期間，孩子住在醫院的保溫箱，她天天擠十次奶，奔波送來醫院，也只夠孩子喝一兩餐。小婷身心俱疲幾乎要崩潰，來門診問我該吃什麼才能補充奶水。

老實說，我自己試過所有的發奶方法，沒用就是沒用。

小婷的故事是許多職業婦女的縮影，但是家庭主婦有比較好嗎？沒有。一樣的場景，惡毒的話語會變成：「每天待在家也擠不出奶啊」、「沒上班，家裡怎麼還這麼亂」、「用手擠擠就好，有需要買電動的擠奶器嗎」，每次看著這些辛苦的母親，彷彿也看到一部分的自己。

我們這一代的女性普遍受到良好教育，懷孕過程便積極閱讀、上課，竭盡可能地學習，只為好好養育孩子，每位母親幾乎都清楚哺餵母乳的好處。也因此，若產後沒有源源不絕的母奶時，第一件事總是先自責，認為自己不夠好、不努力吃、不認真喝，孩子因為這樣沒有攝取到足夠的初乳與抗體，以後的過敏、氣喘、打個噴嚏都歸責到出生時沒有足夠母奶；儘管母親已盡所有努力，但日後孩子只要稍有病痛，仍會究責到母親身上。

現代科技的進步，營養科學研究和產業的蓬勃，對於各類疾病和各生命期的營養都有各自的科學論證和闡述，並發展出各階段的營養品、配方奶粉；但是為了鼓勵母親哺育母乳，衛福部禁止一歲以下的嬰兒配方奶廣告與促銷。這個結果導致無法哺餵母乳的母親，也無法獲取充分的配方資訊，甚至更加深有配方奶需求的母親的罪惡感。不少母親在坐月子時一邊擠奶一邊餵配方奶，卻又以淚洗面，彷彿配方奶是毒藥一般。

究竟，嬰兒配方奶的發明，是為了幫助母親，還是害死母親？是為了補充嬰兒的營養？還是只為了襯托母乳的完美？

國家任何的政策都應該像一張網一般，盡可能的支撐與接住所有人民的需求，母奶政策是一項，而近來我關心的營養午餐議題也是其中一項。

在醫院工作多年，照顧許多減重班和肥胖門診的孩子，這些孩子初來乍到時都是沉默又失去自信。除了健康的考量外，肥胖的外觀影響了他們的社交，肥胖的生理狀態影響了他們清晰的思考，我看到孩子們在營養專業的協助下漸漸恢復健康與自信，父母也隨著理解家庭餐食健康的重要，我也因此而理解落實健康飲食不是單向的道路。

孩子們在就學期間，每天有一餐會在學校吃，在部分資源匱乏的地區，學校的這餐可能是他一天中最豐盛的一餐。因此，即使我自己的孩子沒有吃學校的午餐（我會為她們做便當），我依舊接受學校家長們的委託擔任午餐委員，去學校的廚房督餐，為孩子們把關。即使我的孩子沒有吃學校的午餐，我也依照我的教學專業並帶大學生們到學校廚房與團膳公司參訪、給予建議。

我很關心台灣學校午餐的政策與實際供應面是否符合孩子們的需要、是否足以讓孩子們吃得健康、父母安心。也因為如此，曾被有心人在網路上攻訐，甚至夥同律師、媒體主持人揚言要告我，他們指責我：「某位營養系的老師、營養學會的副祕書長，她自己天天幫孩子帶高貴的鰻魚便當，要是覺得學校午餐很好，就讓她的小孩吃學校午餐啊！」

我很氣憤。如同那些精疲力竭、乳房淤青而依舊被指責選擇配方奶的母親們。

「我的孩子吃什麼，輪得到旁人指指點點嗎？」

回首自己剛成為母親的那段路，即便我自己在醫療單位工作、也在營養專業上有所學習，但回想當我將成為母親那刻的膽顫心驚，手足無措，至今仍歷歷在目。

我們需要專業的知識，現階段台灣少子化已經是國安議題，生育率全球最低也是不爭的事實，任何對於婦幼健康、營養、醫療、教育相關的政策，都不容被消費與惡意的嘲弄。期許未來的台灣，所有的母親都能抬頭挺胸地為自己、為孩子做選擇，不論是選擇母奶或配方奶、選擇營養午餐或是媽媽便當，都可以是出自於母親的自由意識。

4/肥胖、蛀牙、販賣機

販賣機是否進入校園這件事吵得沸沸揚揚，台灣的學校裡不是第一次有販賣機在校園，但這次大規模的政策引發各界的不安，同時這件事參與的因子很多，從新聞中也看不出販賣機進入校園的目的是為了解決什麼問題。究竟是因為「學校福利社人員薪資太貴，所以由販賣機取代人力？」、「學校請不到福利社的工作人員？」、「學校沒設置福利社導致學童飢餓營養不良？」還是要從使用販賣機提早讓學生適應老年化社會、AI人工智慧、無人商店、無人駕駛的未來世界呢？

這些問題對我太難，但基於我的營養領域，對於營養與兒童健康的立場，我們可以試著釐清一些事情：

販賣機進入校園後會不會讓學生變胖？

我們在做兒童體重控制的時候，介入的第一週是暖身期。我只讓他們做三件事：一、每天量體重；二、做飲食記錄；三、戒除飲料。沒有太多的飲食修正，都可以讓這些身體質量指數（BMI）超過27的孩子在一週後減輕0.5～1公斤。

臨床問題告訴我們，這些肥胖孩子實在喝太多含糖飲料，比對二〇一五年美國一篇發表在《營養教育與行為》期刊的研究，探討校園裡販賣機的可獲性與肥胖的關係。這研究分析了二千二百六十三位學童（白人、西班牙裔、非裔美國人），分別在五年級和八年級的人口學數據、飲食、運動、生活習慣等健康狀態，結果顯示校園販賣機尤其影響西班牙裔的男生和低收入家庭學童的BMI，可能是因為語言、父母的教育程度、營養知識、是否在家製備健康食物、家庭人口結構等因素，共同導致了這個結果。另外，生活在都會區的孩童、看電視時間較長的孩童，也有較高的肥胖機會。這群孩子從五年級到八年級後從學校販賣機買甜食、含鹽餅乾和含糖飲料、氣泡飲料的比例也倍數增加了。

販賣機的存在，的確是增加孩童肥胖的潛在危險因子。

販賣機進入校園後會不會讓學生蛀牙變多？

早在二〇〇六年一個倫敦的觀察研究指出，孩童家庭的社經情況和是否使用

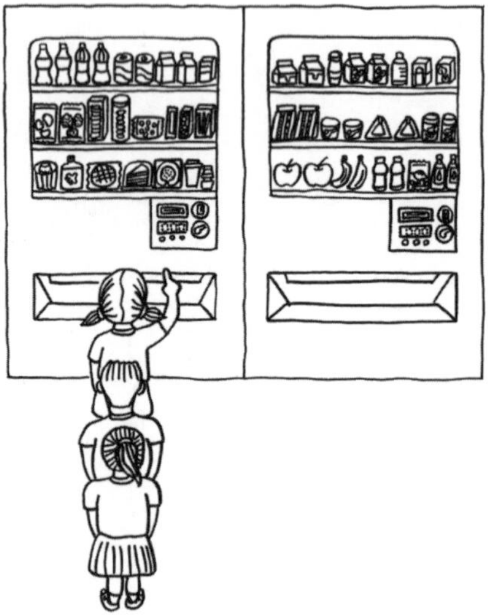

健康餐飲販賣機。

飲料零食販賣機。

販賣機，與其食物選擇、攝取甜食餅乾的頻率和蛀牙、缺牙等情況有關。但現階段尚未限制販賣機食物種類或含糖飲料的情況下，要如何阻止學生選擇含糖飲料？在美國二〇一六年《預防醫學期刊》中指出，線上調查二千二百零二名十二～十八歲的青少年，結果顯示，如果在含糖飲料上給予警告標示（熱量、可能會導致肥胖、糖尿病和蛀牙），都能夠有效降低他們從虛擬販賣機選擇含糖飲料的信念和動機。

販賣機進入校園，我們該選擇什麼食物放在販賣機裡面？

在日本的旅遊經驗發現日本隨處可見販賣機，數量之多已可堪稱國家特色了。

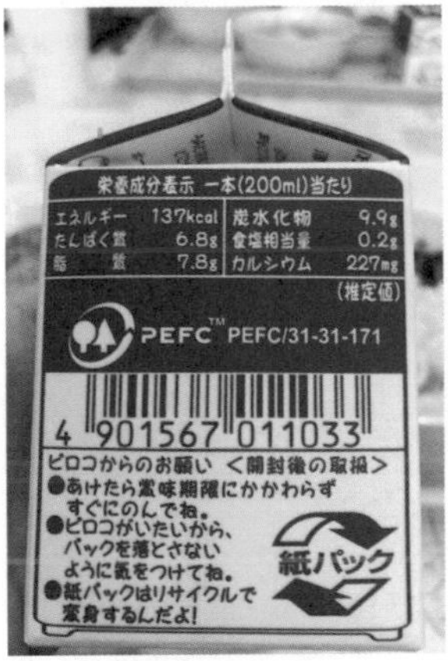

食品須加註糖攝取量。

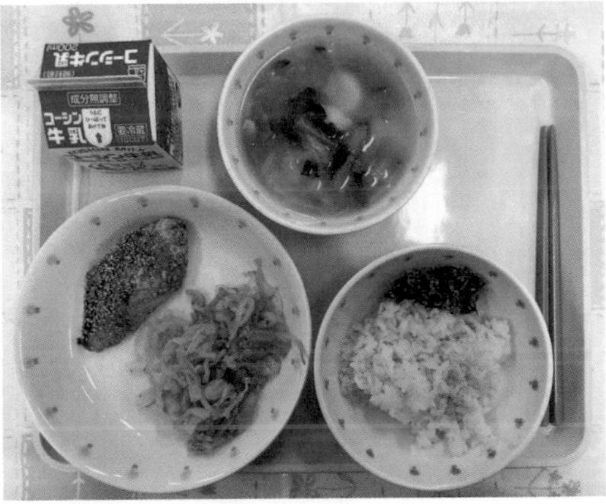

第一次吃到日本學校的午餐。

而且依照環境的不同，販售的飲料與商品內容也會有所差異。例如一般都會區的販賣機就是茶類、咖啡和汽水，供一般上班族購買；在溫泉旅館裡就會放鮮奶，讓旅客在身子泡得熱呼呼的時候能享用，尤其是玻璃瓶裝的古樸模樣很誘人食慾想將冰鮮奶一飲而盡；在兒童樂園中，則會有相對適合孩童專用的販賣機，販售果汁、牛奶或調味乳等不含咖啡因的飲品。

在撰寫這本書的同時，剛好訪問到日本女子營養大學香川校長，我問到日本學校對於販賣機進校園的政策，校長倒是一臉驚恐地說：「日本學校裡面沒有販賣機，也沒有販售食物，孩子們在學校裡可以吃到的就只有學校午餐喔！」

政府應該主導校園營養政策嗎？

借鏡澳洲，五～十七歲的兒童、青少年中，有將近四分之一肥胖、攝取過多含糖、高飽和脂肪食物、普遍蔬果攝取不足、青少女鈣質和鐵攝取不足而影響骨質生長和貧血。有鑑於此，在二〇一二年發表在歐洲《臨床營養學期刊》中指出，澳洲昆士蘭政府在二〇〇七年開始在各級公立學校「強制」實施食物「聰明選」（Smart Choice）計畫。在校園內供應的食物都必須要符合國家飲食指南，介入的範圍包括學校的餐廳、販賣商店、販賣機、運動社團、早餐計畫、夏令營等。

計畫執行與回覆報告來源有校長、家長會和販售部負責人。舉例來說，針對「聰明選」計畫，販售部的菜單裡必須刪除油炸馬鈴薯，並供應瘦肉和蔬菜等項目；所有應該或不應該供應的食物品項都被詳細列出，以提供學校販售部負責人一一確認是否落實執行。

最後完成此研究調查的學校將近一千所、家長會和販售部各將近六百位。這是政府主導校園營養計畫全面性介入的一個成功範例。因此，**不論我們要不要讓販賣機進入校園，我們都應該檢視校園食材供應和營養組成是否合乎規範**。

含糖飲料會導致孩子肥胖、誘發糖癮，慣性攝取過多鹽分點心會影響骨質生長和埋下未來可能高血壓的危險因子。或許有人會說，學生出了學校之後，還是可到便利商店買飲料啊！但不容忽視的是，在學校內提供的飲食佔了孩子整天熱量所需的三分之一至五分之二。

有研究指出，由學校內提供「高熱量密度、低營養密度」的這類垃圾食物會讓學童認為：「吃這類食物是正確的」、「在學校買得到的應該就可以吃吧」，同時更加強他們攝取這類食物的信心。

我們無法給孩子無菌的環境（健康食物），但我們不用主動提供細菌（垃圾食物），同時也培養他們好的抵抗力（聰明選擇食物的觀念）。與其爭論販賣機要不要進入校園，我更在乎販賣機內販售的食物是什麼，和未來孩子們是否具備聰明選擇健康食物的素養。

5／未來孩子們面對的飲食世界

我幫家裡的高中生帶了好多年的便當，從她小二開始。她是一個正餐胃口很好的孩子，也很少吃零食。但日常生活中，我也會帶孩子們吃速食、回台南吃小吃、颱風天我們也會吃泡麵、麵筋罐頭配稀飯，偶而也會喝無糖的手搖飲料。

在飲食生活中，我沒有全然的斷絕、去打造一個「無菌」的飲食環境，我深切地知道孩子最終得自己面對世界。**在孩子成長的階段，我該做的是教會她如何選擇健康食物、有自己的健康信念、能判斷食物的來源，和給她一副敏銳的嗅覺和味覺。**

如《雜食者的兩難》的作者麥可．波倫（Michael Pollan）所說，美國正面對全國性飲食失調，在卡特總統時代是畏懼脂肪，現在是畏懼碳水化合物。麵包這種原本被認為是優良的食物則慢慢從餐桌上消失。書架上可以看到許多高蛋白低碳水化合物的飲食指南，這樣的轉變不到三十年間。台灣也是一樣，有豐富的飲食文化，但對於「台食」的真諦是什麼？台食精神應該是什麼？其實莫衷一是。缺乏穩定的飲食傳統，讓我們與孩子動不動就陷入雜食者的兩難。許多站不住腳、沒有科學根據的飲食建議，隨時可以輕易的影響國人。

從Foodpanda現象我們看到什麼？

有一次我忙著會議之事沒有幫她做便當，讓她跟同學一起訂外送餐。回家之後她跟我說：「媽媽，明天中午會有便當吧！」

我說：「今天不是和同學一起叫Foodpanda還是uber eats？偶而外食不是很開心嗎？」

她說：「花錢吃到雷是一件很令人生氣的事情啊！」

我暗自竊喜著，原來媽媽的便當還是很有市場、很禁得起考驗。

台灣是全球三大外送平臺的黃金戰區，不管在哪一所學校，中午時間隨處可見身穿粉紅色、黑色與粉藍色的外送員在校門口等學生取餐。根據調查，台灣十六到六十歲人口有五百七十萬人使用過外送平臺，佔人口四成。外送平臺不只影響餐飲業的遊戲規則，也掀起飲食生活的新面貌。外送業者推估台灣每年外送餐飲的產值超過三百億，未來可能是五百億的規模。

以營養學者的心情來看，對飲食行為和營養狀態的影響也是可以預見的，至於是好是壞，我是比較悲觀的。

你家的廚房可能消失，實體餐廳也可能受到衝擊，因為到處都有虛擬廚房。只要透過手機隨選食物與產品，快遞外送員很快就可以把餐點送到。現代人的消費模式移動到「當我想要一樣東西，我現在就要」，沒有時間等待，也無需處理食材。

「飲食就是農業活動。」是美國作家溫德爾・貝利的名言。雖然飲食也是生態活動與政治活動，只不過許多事情都掩蓋了這個簡單的事實。人類吃什麼、怎麼吃，決定了人類利用這個世界的方式，以及改變世界的幅度。

當工廠來的食物取代從農園來的食物；微波爐讓孩子也能煮東西，不知不覺間取代了母親的角色；外送員快遞來的速食，取代了從家人手中接來的便當。在這麼飛快奔馳的環境中其實很難沉澱自己的思緒，用工業化的節奏出餐，讓「速食」影響我們這一代的飲食模式。現在更近一步，速食與物流結合成快速取餐。「速食」加上「快取」讓生活更便利，科技讓食物移動的速度愈來愈有效率。**但科技不會告訴我們該怎麼吃正餐，這是孩子們困惑的主要理由。**

工業化食物鏈下的人類

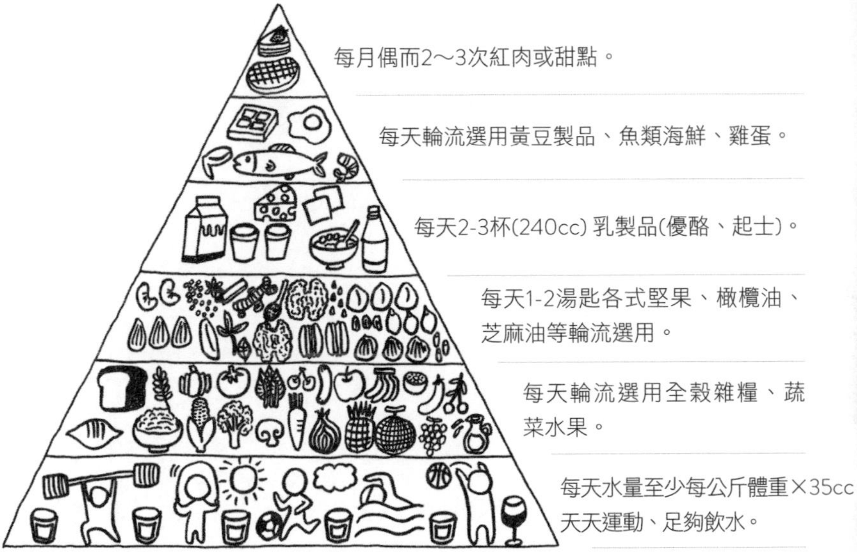
每月偶而2～3次紅肉或甜點。
每天輪流選用黃豆製品、魚類海鮮、雞蛋。
每天2-3杯(240cc) 乳製品(優酪、起士)。
每天1-2湯匙各式堅果、橄欖油、芝麻油等輪流選用。
每天輪流選用全穀雜糧、蔬菜水果。
每天水量至少每公斤體重×35cc
天天運動、足夠飲水。

我不反對科技也不崇尚復古。但許多綜合研究指出，**目前所有飲食方式中，對疾病預防和健康最有益的飲食方式，是以大量蔬果為基礎，優先攝取全穀、魚類海鮮、植物性豆類蛋白質、堅果、發酵乳製品，且少食紅肉和加工食品的地中海飲食。**就像美食作家麥可．波倫說的：「吃食物，不要吃太多，以蔬菜為主。」

我們每天都在吃。花一輩子吃的飲食習慣與偏好就成了我們的記憶，要隨心所欲地找到或戒掉喜歡吃的東西，並不是那麼容易的事情。**習慣會烙印在人格的深處，飲食習慣就是我們的生活記憶與身體**

健康。我們的生理註定讓我們對垃圾食物著迷。偏好甜食的舊石器時代大腦與現代食物的結合，是導致大量人口身材肥胖的不幸。**面對快速移動的世界，我們更需要認識食物的本質，讓健康與正確營養知識配合科技進展。培養我們的下一代能在各種讓人絢爛神迷的飲食環境中，引導自己選擇健康食物的能力。**

6／好吃的不營養？營養的不好吃？

在臨床工作時我們最常聽到病人說：「營養師，不要跟我講這個啦，之前吃營養餐覺得很難吃啊」、「我不想吃草啦」、「炒菜沒有油水，我的胃會不舒服啦……」

這個過程中，到底發生了什麼事情？

先來思考一下什麼是好吃的定義？舉例來說，大家對於台南小吃的印象就是很甜，但是對於台南人而言，這樣的甜度是剛剛好的。尤其像浮水魚羹，湯頭如果不甜，怎麼會好吃呢？還有淋在碗糕和蝦仁肉圓上的醬油膏一定要甜鹹具足，如果再淋上蒜泥，簡直是人生美味呢！記得住在眷村的時候，來自五湖四海的爺爺奶奶們有著不同的地方味蕾，那些加足花椒鹽曬乾醃製而成、鹹得要命的湖南臘肉，對台南人來說，可能港式甜甜的叉燒肉會更吸引他們的味蕾吧！

大家還記得在香港電影「食神」中那碗黯然銷

魂飯嗎？普通的叉燒、荷包蛋、青江菜和白飯，吃一口就足以讓人流下眼淚，就如同對許多在外留學的離家遊子而言，家鄉的滷肉飯、雞肉飯、大麵羹、烤香腸、虱目魚湯，甚至於珍珠奶茶，都是療癒心靈的那種「好吃」。

所以，什麼是好吃呢？好吃是沒有標準的。每個人的味蕾組成太過於複雜，從原生家庭的飲食習慣、每個人成長過程中遇到的人、生活的地方、居住地的特色飲食、節慶與風俗、季節與氣候等，這些因素各自獨立或是交互作用，都是構築個人對於食物評價好吃與否的複雜原因。甚至現今全球化的時代，資訊交換多麼頻繁，商業的行銷手法都從孩童期便影響著飲食態度、消費行為和味蕾上的食物偏好（Food Preferences）。

當我們理解好吃的定義太過於複雜的時候，再以健康的立場去看一份飲食，就不應該是以主觀的「好吃與否」為出發點。

王小姐是我減肥門診的病人，從肥胖專科醫師的門診轉介過來，主要原因是即使吃了抑制脂肪吸收的減肥藥，但體重控制成效並不良好，來營養諮詢門診的目的是希望營養師能夠釐清她的飲食習慣。

營養師：「先讓我了解一下您的飲食習慣，好針對您的喜好飲食為基礎，設計您可以執行也喜歡的日常菜單。」

王小姐：「早上我只喝黑咖啡。」

營養師：「午餐呢？」

王小姐：「我也不太吃午餐。」

營養師：「不會餓嗎？」同時我心裡OS：「中午前都沒攝取熱量，體重是從哪裡來？」

王小姐：「我每週大概都有三、四天會跟姐妹們去飯店吃下午茶，非常划算喔，兩個人打五折，三人以上七五折。我很喜歡吃蛋糕、甜點、巧克力，所以我一整天只去那裡吃一點沙拉和甜點蛋糕。」

「反正我也沒有吃飯，我把熱量都拿來吃甜點蛋糕不可以嗎？」

「我不喜歡吃減肥餐，我覺得這些都不好吃，我可以只吃蛋糕甜點減肥嗎？」王小姐理直氣壯地說，看起來她是不打算對自己的飲食做任何改變了。她的飲食型態以甜食澱粉居多，難怪醫師開給她抑制脂肪吸收的減肥藥成效並不彰。

在這一次的營養諮詢當中，我沒有給她飲食計畫，而是以我常做的八吋無糖蜂蜜戚風蛋糕食譜給她做參考，讓她以這個配方為基礎，學會計算加了奶油的草莓蛋糕、拌入數種乳酪製成的乳酪塔、或是加了大量的糖和可可粉的布朗尼，每一片的熱量至少是三百～五百大卡起跳。

就算五星級飯店下午茶打折，為了回本，一個下午茶不吃三、五片蛋糕（一千～一千五百大卡）怎麼會甘心？就連淋在生菜上的兩大匙凱薩沙拉醬，也都要一百大卡。

王小姐當下驚訝得說不出話來。

我沒有要用熱量去恐嚇誰，但極度偏差的飲食習慣，除非你有得天獨厚的瘦基因體質，否則要維持纖細身材其實很難。更別說王小姐因為長期大量攝取甜食，血中的三酸甘油酯濃度是爆表的高。如果長期不均衡的飲食，缺乏維生素和礦物質也會影響女性的膚質、骨骼密度、荷爾蒙平衡，為了執著自己的「好吃」，因小失大，划得來嗎？

林先生是我在糖尿病門診裡的一個病人，血糖一直控制在三百多，沒有好過、服藥的遵從性也不好，從護理師轉介來讓我做飲食諮詢。他來的當天病人實在太多，他可能等得不耐煩了，突然打開門衝進診間、對著同時在診間排隊的兩三位病患和我大叫：「看營養師有用嗎？你們誰做得到去運動？吃難吃的糖尿病餐？誰做得到啦！」

我還來不及說話，周伯伯便站起來仗義執言對他大吼說：「你兇什麼？大家都

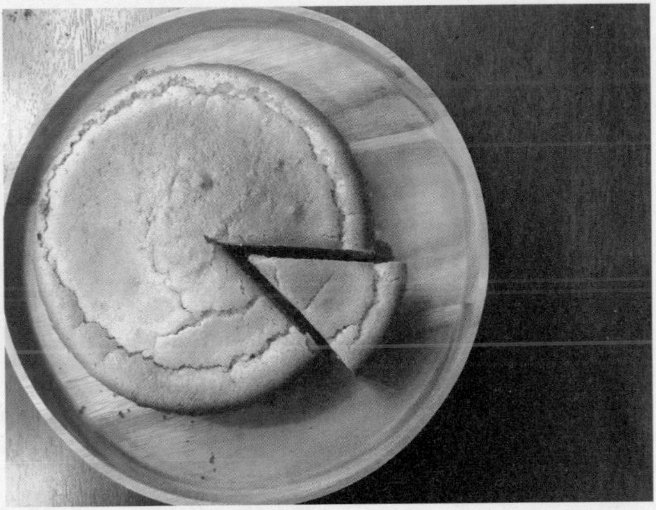

八吋無糖蜂蜜戚風蛋糕

我在家多以水波爐製作，只要用蛋糕模式就可輕鬆烘烤蛋糕。

材料

1 蛋黃5個、中筋麵粉100公克、蜂蜜60公克、沙拉油40公克、全脂鮮奶30公克、鹽少許。

2 蛋白5個

作法

1 蛋黃、牛奶、蜂蜜、沙拉油拌勻，分批加入麵粉。同時預熱水波爐。

2 打發蛋白。

3 將1/3蛋白拌入材料1，拌勻之後倒入蛋白盆拌勻，烤模抹油後倒入麵糊。

全部熱量為：雞蛋5個375大卡、中筋麵粉100公克360大卡、蜂蜜60公克190大卡、沙拉油40公克350大卡、全脂鮮奶30公克20大卡，總共是965大卡，切成八片後，一片約為120大卡。

在等營養師。」

「我每天早上都去跑步，剛剛才跑完回來看門診。」

「我照營養師的建議，血糖控制得很好，東西很好吃。」

「你來大聲吼什麼，請你出去，不要浪費大家時間。」

旁邊的蔡媽媽和郭媽媽雖然害怕林先生，卻也答腔說：「對啊！」

林先生看寡不敵眾，悻悻然地離去。

好吃，只是大腦當下的一個判斷。如果想要健康，想要瘦身，想要防癌，想要青春美麗，「好吃」這個選項便不應該是大腦的第一優先，當你達到瘦身、美麗、健康的時候，便會感謝餐盤當中的健康飲食是多麼地好吃了。

我們在挑選食物時，大多是根據方便取得的食物來決定，要吃得營養又美味是需要有紀律的行動。

7/體質與基因，飲食能逆轉勝嗎？

美珠和美芳是我門診病人裡的同卵雙胞胎姊妹，因此讓我印象非常深刻。兩人被醫師轉介來一起進行飲食和體重控制。她們的身高分別是一百五十七公分和一百六十公分，差異並不大，但美珠矮三公分、體重是六十八公斤、身體質量指數是27.6（肥胖），美芳體重是六十五公斤、身體質量指數是25.4（過重）。

她們有各自的家庭，婚後十幾年來沒有在同一個屋簷下生活，中年之後孩子們都大了，兩人才比較有空閒可以碰面，連看門診姊妹倆都相約一起來，這樣的感情實在很令人羨慕。

「營養師，我喝水都會胖啦，這是我們家的體質。」

「營養師，我吃這麼少為什麼還這麼胖，是因為我有肥胖基因嗎？」在諮詢的過程中，美珠很困惑地說。

這的確是很多病人會發出的疑問，但在同卵雙胞胎身上更能夠解釋一些現象，這到底是減肥失敗的藉口，還是肥胖家族的原罪呢？先讓我們回想一下：我們從小到大的生活經驗中，是不是會遇到全家都是大尺寸的同學朋友？到美洲、澳洲這類標準西方飲食的國家，是不是常看到全家都是巨人？這幾年我帶孩子去美國和澳洲旅遊，在遊樂園常常看到體型超過二百磅（約九十公斤）的爸爸被卡在遊戲的座位中，因為坐不下去或是扣不上安全帶，而被迫離場，只能無奈地走出柵欄外等待。遊戲結束後看到胖爸爸與家人會面，不意外地也會看到同樣體型、只是比他小兩號的太太和小孩，勉強還能夠塞進雲霄飛車的座椅。

全家人都胖，是因為家人的飲食習慣類似？還是基因遺傳所導致？

簡單來說，父母胖加上孩子胖，遺傳應該脫不了干係，但夫妻之間沒有血緣關係，若夫妻都胖，主要原因就是飲食與生活習慣了。飲食習慣影響健康和體型，例如：家中掌廚的爸爸或媽媽手藝太好，常常做滷三層肉、豬腳，炒蔬菜的肉片都先過油保持口感滑嫩，常使用油炸的烹調方式、常做炒飯、炒麵或勾芡包住隱形油脂的食物、常購買加工餃類……等，這樣的飲食習慣當然可預期全家人的肥胖樣貌。

除了家庭的烹調方式，我們在西方國家的遊樂園或餐廳中，對於供應的食物也可以窺探一二，像是以油炸為主的速食，熱狗、吉拿棒、大份量的培根牛肉漢堡、

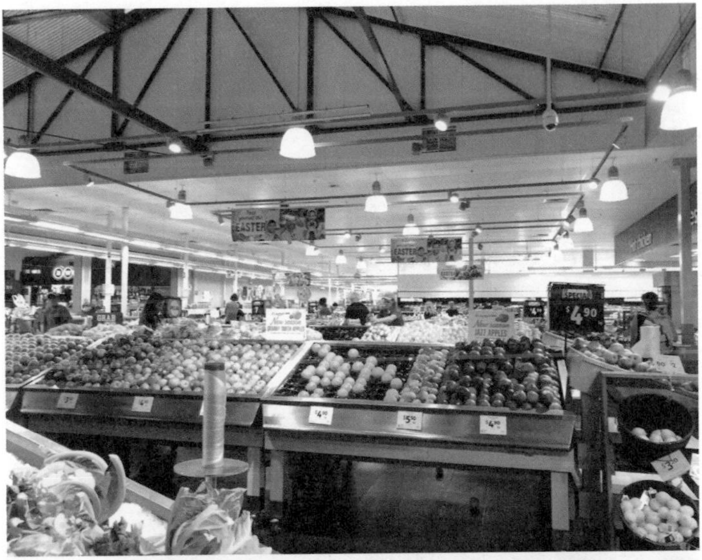
EASTER
SPECIAL
$4.90
JAZZ APPLES

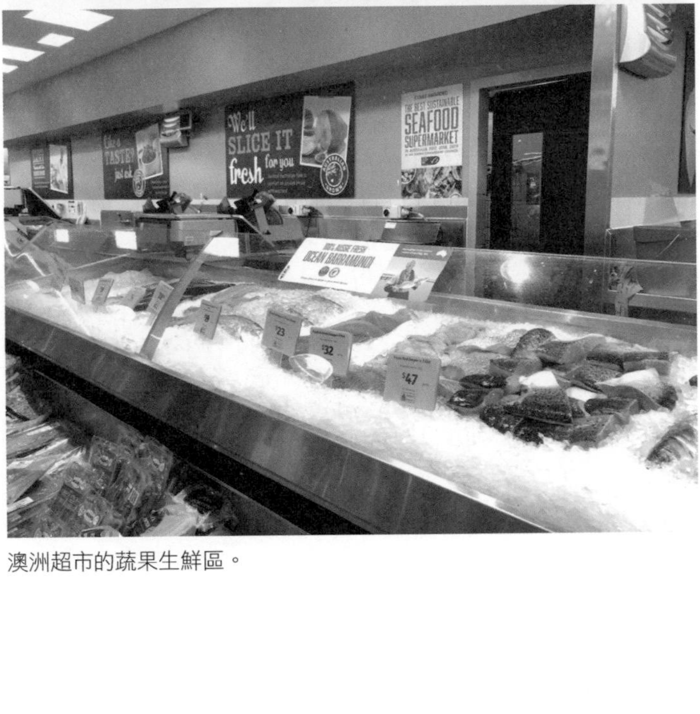
THE BEST SUSTAINABLE
SEAFOOD
SUPERMARKET
We'll
SLICE IT
fresh
for you
100% AUSSIE FRESH
OCEAN BARRAMUNDI
$23
$32
$47

澳洲超市的蔬果生鮮區。

擠滿鮮奶油的奶昔、餐廳結帳櫃檯旁的薯片和巧克力棒、買限量的玩偶造型杯子就可以整天免費無限暢飲汽水飲料。整個環境氛圍就是如此，想要選擇相對健康的食物是困難的。也因此帶孩子們出國旅遊，我也都會盡量找尋有廚房可以烹調的住宿，除了讓孩子們體驗當地人的生活型態，也讓出門在外的飲食可以健康一些。

我們在探討某個健康議題是「遺傳強勢」或是「環境強勢」的時候，常常進行以雙胞胎為調查對象的世代研究。舉例來說，在一個大型世代研究中分析了二十九對雙胞胎的研究、多國家、超過十四萬位雙胞胎的分析，探討他們的父母教育程度、基因影響與肥胖的關係，研究發現父母的教育程度和孩子四歲之後的肥胖（身體質量指數）有關，這表示即便基因扮演重要的角色，後天的環境、教育、基因與環境的交互作用（飲食、社交、生活型態）仍有密不可分的關係。

基因的影響是複雜的，基因是由DNA片段、與其合作或調控的蛋白質或RNA共同協作，是有功能的單位。單純的DNA序列並無法完全解釋複雜疾病狀態，因此科學家轉而研究這些影響基因表現的相關因子，稱為「表觀基因體學」或「附基因體學」。

從飲食的角度來看，飲食中的營養素的確會影響基因的表現，我們可想成「車子會跑」，但外掛一個渦輪，車子的瞬間速度就可以快速提升。與基因對比，車子的引擎是DNA的話，外掛的渦輪就是飲食中好的營養素。

一週之後美珠和美芳一起回診。美芳很認真地進行飲食記錄，還買了體重計，每天早晚測量，也戒掉平日愛喝的珍珠奶茶，果然少了0.8公斤。美珠則因為暑假全家到南部旅遊三天，體重不但沒有下降，反而還增加了一公斤。

當然，身為營養師都很能理解病人的困難，這對姊妹對於飲食介入的反應的確不太一樣。第一週的回診，我鼓勵美芳增加運動項目，並開始修正她的三餐攝食量和均衡度。雖然美珠在旁邊猛點頭，但我可以感覺她心不在焉。本來美珠應該一週後再回診，美芳可以兩週後回診，但考量姊妹倆的作息，便讓她們一起兩週後回診。

兩週後，美珠一大早就先進診間量體重，結果還不錯，比兩週前少了0.5公斤。但是她依舊沒有修正飲食，也沒有進行飲食紀錄，更別說運動了。我有點納悶，就讓她去做了體組成分析，報告結果出爐後，果然不出我所料，美珠的水分分布呈現脫水狀態，細胞內外的水分是不平衡的。我拿報告給美珠看，問她發生了什麼事？

美珠才訕訕地說：「我一大早跑去社區三溫暖蒸了半小時，忍著沒喝水就跑來門診了。」

一切的現象都有了合理解釋，我的懷疑果然是對的。同卵雙胞胎好比同批出廠

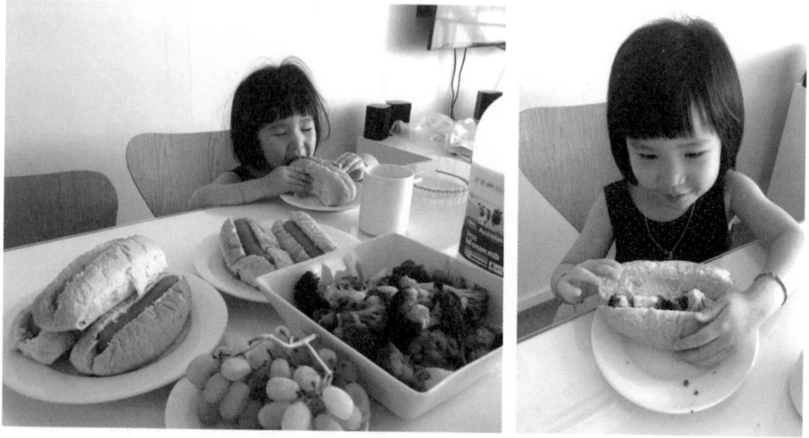

在澳洲的早餐：吃了熱狗也可以搭配蔬菜和水果來「解毒」一下。

的汽車，是否定期的保養、機油的品質、車主的開車習慣等，這些都會在日常生活中影響到車子的整體性能，也因此同樣年分的車型引擎、一起出廠、同樣里程數，但最後車子的性能好壞仍有所差異，也影響車子在中古市場的行情。飲食和生活習慣之於健康，就如定期保養、不飆車、不用劣質機油之於車子性能是一樣的道理。

我們也在其他文獻中發現，父母早期的飲食與營養狀態會影響精子與卵子細胞的基因表現，而決定了後代的肥胖與罹病與否，這些早在胚胎形成與著床之前就已經決定好了。父母任一方不愛吃蔬菜水果或是長期以高油脂的飲食型態為主，容易導致孩子在成年後的慢性病與肥胖的發生。當然我們無法乘坐時光機去修正父母當時的飲食型態，我們唯一可以做的是「活在當下」，給自己和孩子均衡健康的飲食型態。

美珠和美芳後來各自怎麼了呢？她們讓我理解，就算是同卵雙胞胎，在經歷不同的人生後自會養成不同的人生觀，在體重控制上也不免會相互較量，於是我用了不方便同時看診的藉口，讓她們兩位錯開門診週次，讓她們用各自的步伐來面對自己。是基因強勢或是環境強勢？我認為真的是事在人為啊！

雖然天生的遺傳會影響我們的身形，從雙胞胎的案例可以清楚知道健康的生活是我們有意識的抉擇。

8／飲食失序

前幾天一個好友傳來她朋友過度節食和努力運動減肥的照片，我驚覺不太對勁，本來甜美的臉龐瘦到凹陷，仍然瘋狂地上健身房運動。想到我之前出國旅行時遇到的路人——典型的厭食患者。我在營養諮詢的門診也遇過暴食症患者，單獨進食大吃之後催吐而導致牙齒腐蝕。不論是厭食或是暴食，都是一種飲食失序的行為。

我在營養師臨床執業生涯中，照顧過燒燙傷患者、重症者、多重器官衰竭者、洗腎者，也遇過咆哮的家屬、恐嚇的家屬、摔筷子不吃飯的奶奶、剛吃飽又發脾氣說我餓著他的失智爺爺，這些狀況我都可以處理，但至今我覺得最棘手的，是在門診遇到的暴食症者和在病房的厭食傾向患者。

小敏是一位醫學系女生，從小是風雲人物，五官深邃雙眼慧黠，她來診間的時候態度有禮且笑容可掬。

「營養師，我總是忍不住大吃一頓。」
我看過她的病歷，知道她已經看過身心科。
「我室友不在的時候我就會忍不住大吃。」
我問她：「妳最近一次大吃是什麼時候？」
「端午連假，室友都回家了，我爸媽出國，所以我留在宿舍。我吃了很多包麥片。」
「麥片還算健康食物啊，妳吃了幾包？」我問。
「嗯，我買了兩大袋，裡面有三十小包，我一整個下午就泡完兩袋，都喝完了。」小敏很鎮定地說。我還沒開口，她接著說：「然後我就去催吐，吐光了，就舒服一點。」
神經性暴食症（Bulimia nervosa）或稱貪食症，這類的病人體重接近正常，但無法控制的大吃後又極端地努力要清除體內食物，或想盡辦法消除熱量。暴食症的特點是頻繁地、反覆地發作的暴食、失去控制地過度吃下超過自己身體能夠耐受的量。這類病人不容易被察覺，因此盛行率很難估計。
暴食症常發生在二十一歲之前，女性較男性容易發生，在青春期中異常的身高和體重變化速率，或青春期早期便停經，或是經期紊亂，都是相關可能的症狀。

青少年在診斷過程中可能因為認知功能上尚未能夠理解抽象的概念，因此在鑑別診斷上也常遭遇困難，需依照美國精神醫學會的診斷標準（American Psychiatric Association, APA, 2013）作為評估。青少年特別容易受到併發症的影響使得飲食混亂、營養不良、生長遲滯、大腦發育和骨骼的流失，會導致不可逆的傷害，唯有透過早期和積極的治療、身心科醫師、心理師和營養師共同照護、家人親友的陪伴、給予飲食教育、建立自我察覺與改變的動機才有可能改善。

在全民瘋減肥的風潮中，厭食症像是減到煞不住車，像雪崩一樣止不住，而成為了習慣。

陳夫人原本就家世顯赫，她在法界位居要職，先生亦是政界的要角，因為常常有國際性的晚宴需要穿著旗袍或是禮服，自年輕時期便一直維持纖細的身材。在病房會診，是因為她在家中被孫兒從背後撲撞，導致腰椎裂傷而入院治療。陳夫人身高一百六十八公分、體重四十六公斤，身體質量指數僅16.3，遠低於正常值的最低值18.5。此外，骨密度檢測（T-score）小於-2.5，是嚴重的骨質疏鬆。

陳夫人防備心頗強，我們僅能從她女兒或管家口中得知她大略的飲食狀態：早餐喝自製的熱豆漿，上午時段會吃點水果、喝杯熱美式咖啡，下午會吃一點喜歡的巧克力和甜食，晚餐是簡單的魚湯搭配青菜。多年來，每日吃不到一千大卡不打

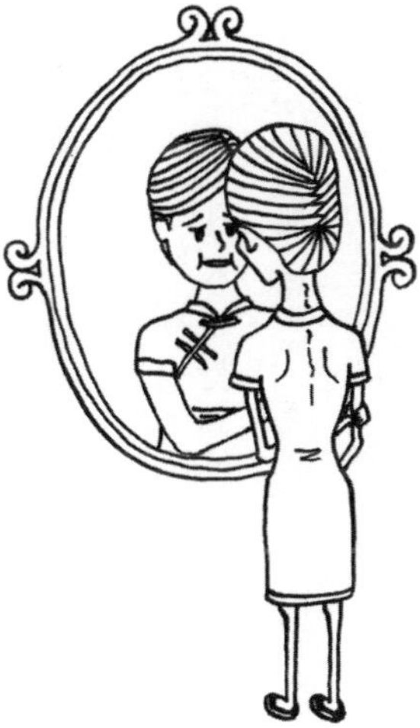

緊，整體營養不均衡和不足的情況，讓她在三十到四十歲之間陸續骨折了五次。

瘦身本來只是為了健康，但有些人減到了極致之後，扭曲的飲食型態、不吃、過度的運動、瀉藥濫用、催吐……，在精神意識上，即使鏡子裡的自己是皮包骨，仍然覺得自己是個大胖子，極端厭惡自己。在國外許多的模特兒、運動員、舞蹈家，因為職業的關係而需要限制體重，青春期少女面對突然的發育、脂肪層增加，或是同儕的嘲笑，眾多壓力逼得自己嚴控著體重，甚至超過了極限。

身體意象困擾（Body image disturbance）是導致厭食症與暴食症的重要因素，在成年中的飲食失序已被確認，近來的研究也發現與兒童和青少年有關。

在這個過程中，除了要關注飲食型態的供應方式，對於生活節奏調整、父母師長看待學習成就的心態也應該要把關。我自己擔任孩子學校的家長委員，對於需要住宿的孩子，學校貼心地在晚上七點提供夜點。

會議中，家長舉手提議：「孩子夜讀到晚上十一點多，夜點在七點就供應了，孩子周末回家喊餓，問說可不可以睡前再供應一次夜點呢？」

我笑著在座位上搖頭，被校長瞧見了，校長說：「我們來聽聽專家的建議吧！」

我當天是這樣說的：「家長們認為，對青春期的孩子們而言，晚上十一點半是不是一個吃東西的好時間？從骨骼發育來看、內分泌調控來看、睡眠時間來看，這時候都應該是讓孩子們睡覺的時間不是嗎？這時期的女孩需要好好睡覺讓身體發育生長，睡眠不足、壓力下過度飲食導致發胖、長青春痘、生理期紊亂，是不是更影響孩子的自信，進而影響孩子的學習成就呢？」

學業不是一切，好的生活作息和面對課業壓力的能力，才是我們要給孩子們的人生基石。

小敏在門診追蹤幾次後，我便失去了她，每次獨來獨往看門診的她，心裡清楚地知道催吐讓自己的牙齒腐蝕和胃食道逆流，但她心理上過不去自己的那關，我只能期待身心科醫師有接住她。

陳夫人出院後，我給了她可以接受的飲食計畫，包括巧克力口味的鈣片、早餐為她額外設計以豆漿為基底的高蛋白糙米穀類飲，晚餐的魚湯裡加山藥和菇類來增加澱粉和較高蛋白質蔬菜的攝取，白天的點心以果汁為基底的口服營養品，來補充腰椎裂傷期間所需的蛋白質、醣類、維生素和礦物質。

醫事人員在臨床的工作中，會不會有遺憾？我想是會的。不論是小敏或是陳夫人，我想，我最大的遺憾，是妳們的遺憾（健康）與我（營養師）有關。從臨床案例可讓我們理解身心一體，照顧自己的心與味蕾是同樣的事。身為營養師的我，希望大家可以理解飲食失序背後需要的愛與關懷。

第 2 部

好吃的記憶起源

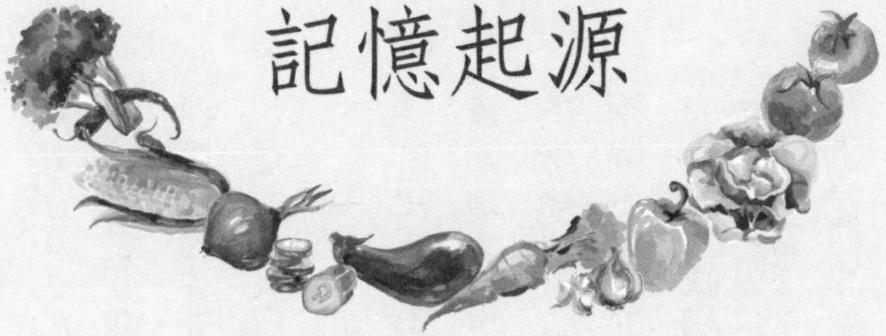

9/忘記送便當的爸爸

童年時候的眷村是一個普遍都窮的聚落，因為大家環境都差不多，所以當時不覺得有什麼太辛苦或是過不去的事，大一點的時候我開始聽得懂爸爸和媽媽之間關於工作的對話，直到自己在社會中走跳謀生後才知道什麼都不容易，當年的無憂無慮，也是因為父母擋在前面的緣故吧！

我家對門的軍醫金爺爺家有三個孩子，他們念的是當年台南唯一的私立小學。眷村裡有認真讀書的孩子，也有不少混太保太妹的，以前沒有普及的網路可查資訊，學校的口碑就是靠著鄰居的口耳相傳。爸媽怕我們學壞，再怎樣苦也要讓孩子念私立小學，我和哥哥運氣很好地都抽到上籤，開始我們早上六點四十分搭校車日子。而家裡離校車站有二十分鐘的摩托車路程，於是我開始五點半起床、六點二十分出門、六點四十分搭上校車、七點十分到學校的生活。從南端貫穿整個城市到北端，學校與家是遙遠的。

私立小學看似貴族學校，但其實並不盡然，我低年級的老師非常嚴格，只要忘記帶圖畫紙、帶作業，忘記帶任何東西就是拉耳朵、挨打、罰站，還會被扣考核表的分數，不想挨打、不想丟臉、不想被扣分，每天晚上就好好地整理書包。班上住在學校附近的同學、中午媽媽或奶奶會送便當來的同學，都可以用一塊錢去打學校裡那台紅色的公共電話求救。一年級的我有時也會在下課時間去排隊打公共電話，打給117報時台的阿姨，聽她說「下面音響，十點八分二十秒」，假裝自己是打電話給爸爸或媽媽聊天。我很小就知道自己不能忘記帶東西，因為沒有人可以幫我送，也因此小學六年來我從沒有因為忘記東西而去用那台紅色的公共電話打給爸媽，只有幾次因為生病發燒而請爸爸來接我回家。

有一天晚上不知道怎麼回事，那天晚餐媽媽沒有幫我們做便當，媽媽說：「明天爸爸會送便當給你們。」我當時驚呆了，爸爸的軍旅工作紀律森嚴，怎麼可能中午來回一個小時給我們送飯。但當時小學一年級的我，雖然覺得不可思議但還是很開心，滿懷期待地等著隔天中午爸爸幫我們送便當。

第二天中午，十二點下課了，值日生去抬便當，等著家人送飯的同學也站在穿堂等著。那天我很開心，也站在教室外的穿堂等著。時間一分一秒地過去，值日

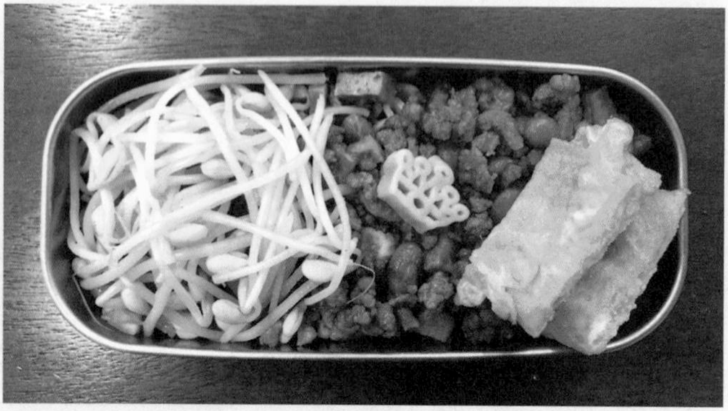

媽媽親送的炸醬公主義大利麵便當

材料

公主圖案義大利麵半碗、自製眷村炸醬半碗、豆芽菜50公克、雞蛋一個。

作法

1. 水一大鍋，水煮滾加鹽，放義大利麵，中火加蓋煮滾，約加3～4次水，麵煮至九分熟。
2. 洗豆芽菜，待麵撈起後，用同鍋水川燙即可。
3. 等煮麵的空檔便可煎蛋捲。蛋打散後，放少許鰹魚粉、牛奶，攤平煎熟之後隨意捲起即可。

自製眷村炸醬

材料

豬絞肉1斤、冷凍毛豆1碗、天然大豆乾4塊(450公克)。

作法

1. 取一鑄鐵鍋，起油鍋煎香薑片，均勻炒散絞肉。
2. 分批放入豆瓣醬2湯匙、甜麵醬1湯匙炒勻。
3. 醬油3匙、二砂糖1匙、加水、高粱淹過食材。
4. 煮滾後放入豆乾丁、冷凍毛豆，小火悶煮15分鐘靜置，讓鑄鐵鍋的保溫效果使其慢慢入味

2歲9個月的幼兒便當

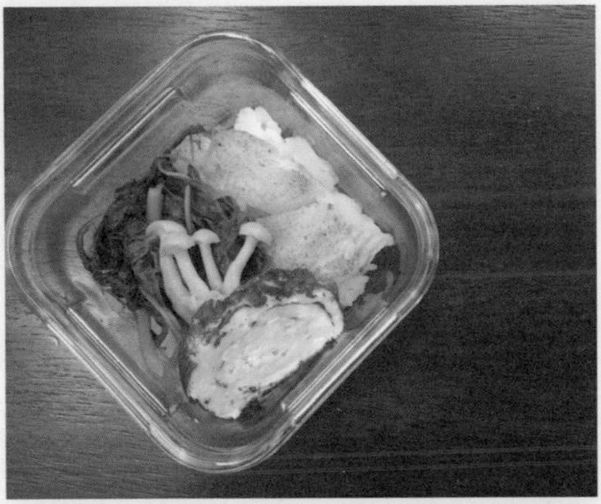

鱈魚和煎蛋都有好的蛋白質和油脂，綠色又柔軟的莧菜搭配雪白菇，好看又美味，小小孩也很喜歡的菜式呢！

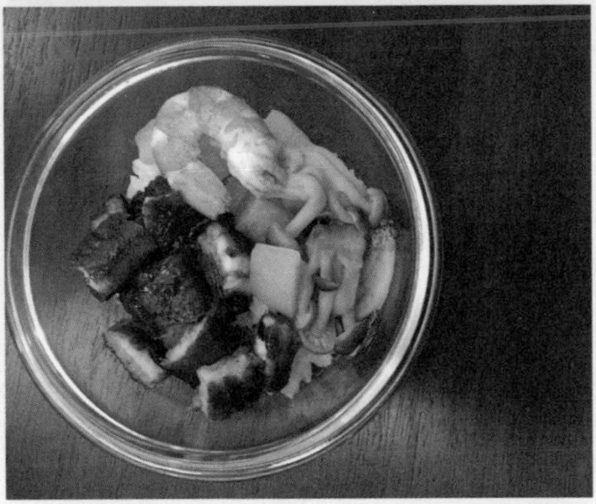

蒲燒鰻的調味較重，其他菜就不用特別調味。冬瓜用柴魚湯包煮滾悶熟，冬瓜含水溶性纖維，燒軟後很適合幼兒的咀嚼能力。麻油蝦以麻油、蔥白、高粱、高湯悶熟即可。

飲食是記憶，是生活。
兒時吃的便當是塑造我們人格的起源之一。
我從小班生還是小小孩時就開始幫她做便當，
故事從此展開。

生把便當抬進教室了，同學們陸續提著家人送來的便當走進教室，白奶奶也送便當來給我座位旁邊的白孝元同學了。他每次都會打開他的卡通便當盒，夾起一塊炸雞或是一個蛋捲，拿到我眼前說：「妳看，這炸雞好好吃。」、「妳看，這蛋捲好漂亮。」

我手上夜市買的白雪公主手錶指針轉眼已經到十二點半了，眼睜睜看十二點四十分就要午睡，我的肚子好餓。只好假裝吃飽走進教室拿水壺，把水壺裝滿後一個人跑到教室後面的池塘邊，把整壺水都喝完再裝滿，才趕在打鐘前進教室午休。

那天下午三點多回到家，可能是真的喝水喝飽了，我沒有覺得太不舒服。但是一進家門聞到麵疙瘩的香味，整個肚子便咕嚕咕嚕地翻騰。進了廚房看到桌上一碗麵疙瘩，是奶奶煮好要等哥哥回來吃的。我當時真的好慶幸低年級的自己先放學回到家。我跟奶奶說我中午沒吃飯，奶奶便讓我一個人吃光那一大碗麵疙瘩。五點後爸爸、媽媽回到家，一切如常地沒有察覺什麼特別事情。

我忍著眼淚說：「爸爸，你今天怎麼沒送便當來？」

爸爸先是驚恐，暫停了兩秒，接著懊惱說：「啊！我忘記了。」那樣的神情，我至今一直記得。

我安慰他說：「沒關係，還好奶奶有煮麵疙瘩，我吃得超飽的。」

哥哥比我聰明，他跟同學借了錢，徵得老師同意後，跟回家吃飯的路隊去南園街上買了東西吃。

媽媽問我：「妳怎麼不跟老師說呢？」

我說：「媽媽說，不能隨便跟別人借錢啊！」

我的三個孩子在她們長大的過程中，吃過學校午餐，也帶過我晚上做好的便當隔天去學校蒸；偶爾幾次我晚上開會沒煮飯或是外食，或是學校週六補課的時候，我就會幫孩子送便當去學校。我會提早在校門口等，看著女兒偕著同學作伴、滿懷期待地蹦蹦跳跳朝我走來，在上學時間可以看到媽媽是特別的吧！我親送的便當菜色會特別一些，像是肋排、義大利麵，還有在往學校的路上加碼買的仙草蜜或是檸檬愛玉。

我從沒有埋怨爸爸忘記帶便當這件事，如同我畢業之後一直沒有間斷地工作著直到生產前一天、月子期間也不曾缺席博士班的課。生活與工作有太多的不容易，如同父母當年的種種艱辛。

現在看似我幫女兒送便當，其實也是送給當年抱著水壺在池塘邊喝水的小女孩。人生如斯，是時光的流轉。

小班生的校外便當

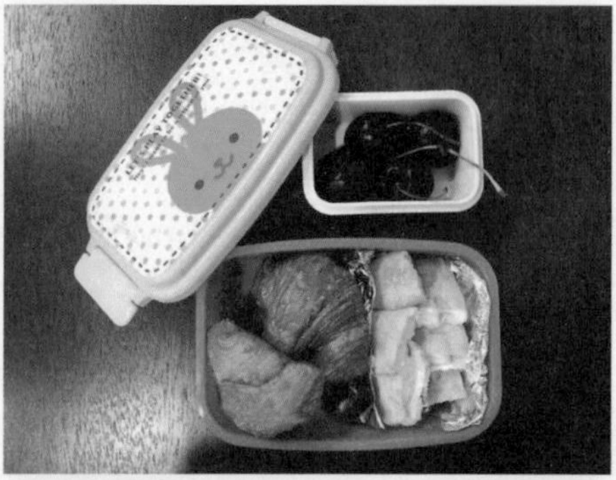

起士蛋捲、可頌、櫻桃。

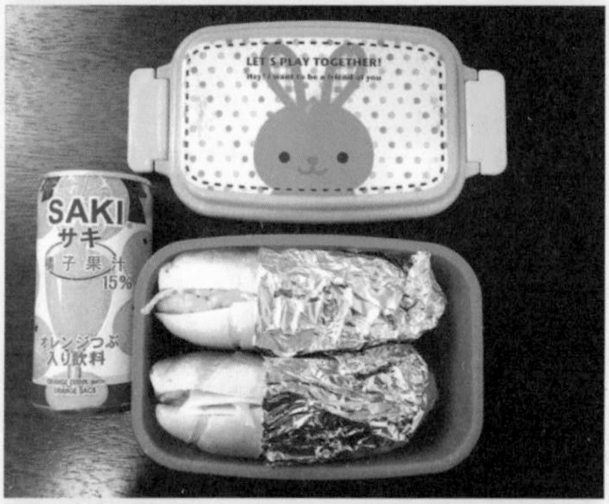

海鹽卷麵包一個夾起士蛋、一個夾肉鬆蛋，搭配橘子汁。

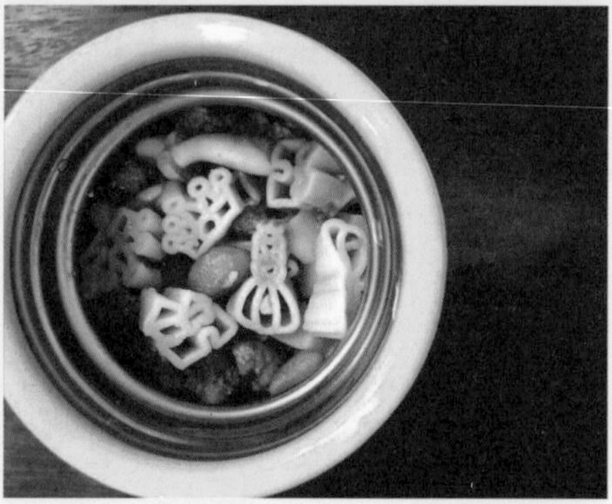

有皇冠、城堡、蓬蓬裙的公主義大利炸醬麵。放在熱水燙過的保溫罐，放到中午都是安全又好吃的。

10／和媽媽一起的市場記憶

媽媽是一個善良純真的人，凡事都很拼命認真。十八歲的台南女孩嫁到大男人習性的北方人家裡當媳婦，最首當其衝的是飲食習慣的碰撞，那些外省滷味下得足量的八角花椒，讓新來乍到的她聞到就反胃。在我母親那個年代，婚姻對女性來說，是完全的人生重來。幸好眷村裡除了五湖四海的外省味，燒餅油條、涼麵粉皮，也有不少本省媽媽的意麵攤、菜粽、魚羹攤和什錦飯糰。記憶中我跟媽媽上市場買菜，從家裡到菜市場的那一小段路，每一攤的老闆都在跟我們揮手。

在那個時代，對很多人來說，家是祖先流浪的最後一站。眷村也是我爺爺奶奶最後的落腳處，然後生根。他們帶著家鄉的飲食記憶，在這裡複製而流傳。有些飲食的融合讓人覺得溫厚，像是台南特有的乾意麵淋上滿滿的外省紹子肉、滷蛋或是燙熟的台南魚漿羹，乾麵附上一碗大骨清湯，是飽足又體貼的一餐。

在三歲多前，我是媽媽親自帶大的孩子，記得媽媽會用大同電鍋做蛋糕，自己磨豆子用棉布過濾出汁後細細熬煮豆漿。夏天家裡的冰箱裡總會有綠豆湯、仙草湯或用麻布袋慢慢洗出來的愛玉凍；冬天的爐子上會有豬尾巴湯或是菱角排骨湯。沒有太多物質生活的年代，似乎因此更專心在製備飲食的每個步驟上，咀嚼更細緻，味蕾也更敏銳。

媽媽在我的三歲多的時候考上軍中雇員，她比任何人都要珍惜工作的機會，我永遠都記得媽媽上班前送我去托兒所之後，我力竭聲嘶地大哭與她分別，每分每秒都殷殷企盼著媽媽騎著摩托車來接我放學。工作之後的媽媽偶爾會回來抱怨同事佔了她什麼便宜，但她只是說說，之後擦了眼淚，明天又繼續上班。無關愛情或婚姻，經濟獨立可以贏得自信與尊嚴。

那個很愛欺負媽媽的同事家裡在菜市場賣好吃的大餅，有橢圓形貌似牛舌餅的花生芝麻餡，也有圓形厚實的紅豆餡大餅，吃得到紅豆顆粒又不甜膩的內餡，搭配柔軟又有嚼勁的麵皮，真的很好吃。我每天坐在媽媽的摩托車後座去幼稚園上學的路上，都會看到那放在玻璃櫃內、層層疊疊的誘人大餅，我當時心裡想：「餅這麼好吃，阿姨的心地如果也善良一點就更好了。」有時媽媽和我走在村裡遇到她，我都會大聲地說「阿姨好」，我希望我嘴巴甜一點地叫她，她會比較開心，在辦公室裡能夠對媽媽好一點。

碩士畢業之後，有陣子我在醫院的公館院區上班，有時騎樓下會有外省伯伯用小推車賣大餅和饅頭，我總會探頭看看有沒有「壞阿姨家的那種口味」、「有沒有對門袁伯伯揉的那種形狀的饅頭」。如果工作上有什麼不順遂，我就會想起袁伯伯為了生計工作的背影，還有媽媽擦擦眼淚之後明天又去上班的樣子。

上了小學之後的我常常是媽媽的幫手，除了在自家村裡的市場買菜，偶而週末媽媽會騎著摩托車帶我去大同路的麗都菜市場。那是一個與眷村菜市場迥然不同的世界，語言、貨品、攤位都大相逕庭，麗都市場週邊有時髦的成衣店、美妝內衣複合店和舶來品店。麗都市場裡有一攤好吃的土魠魚羹，店裡還有炒米粉、鴨肉羹，羹湯可搭配油麵或米粉，燙好瀝乾水分的米粉倒在碗裡，撥上幾個炸得酥脆厚實的魚塊，淋上勾欠甘甜的羹湯，吃完飽飽的才有力氣幫媽媽提菜籃。

有一次我們買完菜要回家了，在去牽摩托車的路上媽媽看見一個拾荒的阿嬤，身高不到一百四十公分、瘦小佝僂身軀推著一台堆放著比她還高的回收物推車。我和媽媽與阿嬤擦身而過又走了五步之距，媽媽突然停下來轉身去追阿嬤，抽出皮包裡唯一的一張千元大鈔就塞給了阿嬤。沒有太多的推託，阿嬤眼眶泛淚拿著那張捲

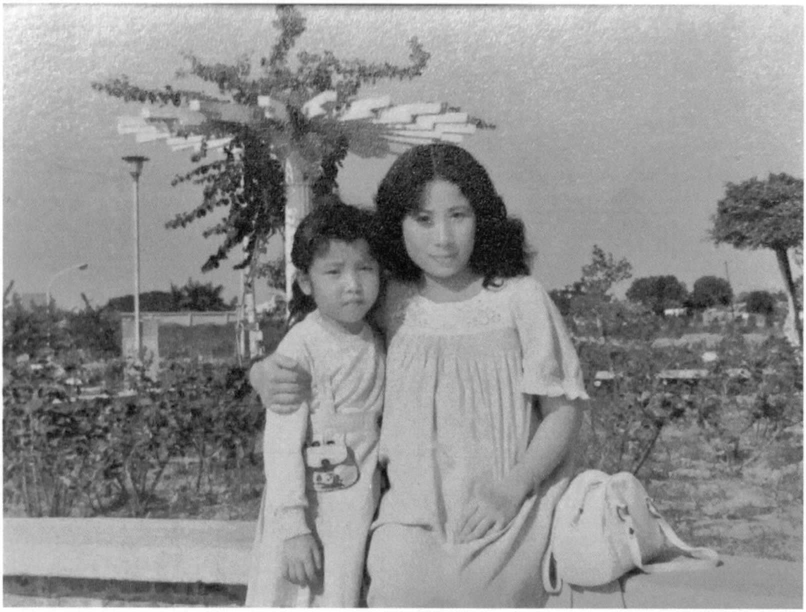

曲的千元鈔票謝謝媽媽。

我擔心地問媽媽說：「家裡不是沒錢了嗎？」而媽媽總是開朗地說：「那個阿嬤好老好可憐，那一車賣不到什麼錢啊！」我沒有多說什麼，但一直記得媽媽眼尾的笑容。即便看著媽媽的背影長大，我仍不及媽媽善良溫厚的十分之一。

眷村的結構很像是原始的部落，大家彼此相熟，或許一生都與親友相處在一起，不會孤單卻也沒有隱私，誰家孩子考了第一名、哪家夫妻吵架或孩子挨打，大家都知道。鄰近的人們一起慶祝節日、分享餐

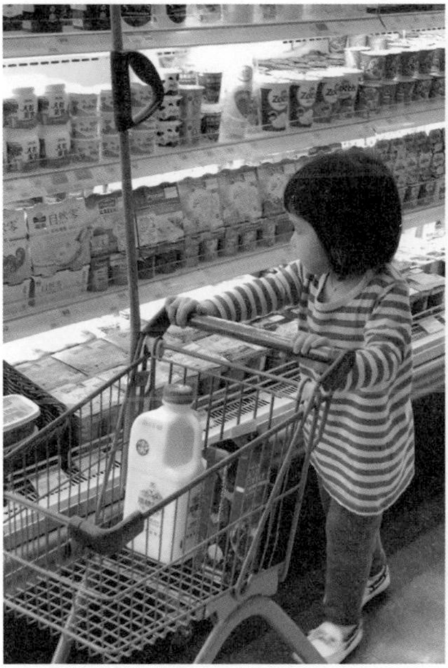

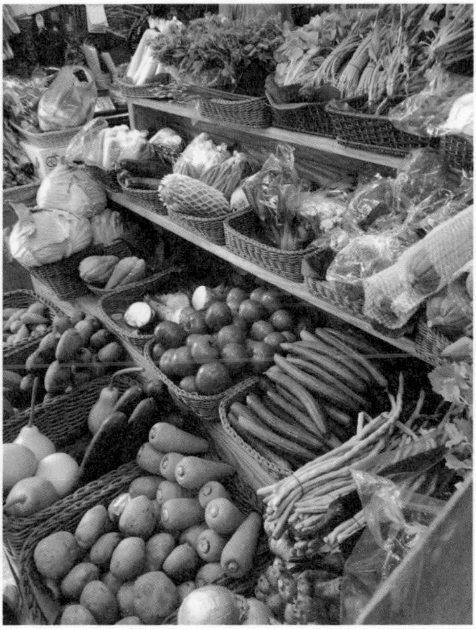

兒時的食物記憶，
其中伴隨味道的不只有食物，
還有家人的照料、人情的溫暖、
從責任中成長與母親的身影，
這些記憶都默默沉澱在我們的生命裡。

桌與食物，除夕圍爐後大年初一午夜十二點的整點爆竹齊聲點燃，食物與節氣緊密相依。媽媽像是鄰近部落的外來者，努力地適應生活與飲食習慣，最後融入這樣的團體，找到自己的日常節奏，與市場的攤販們買菜、講價也聊著天。

魚攤上漫天飛濺的魚鱗、活蹦亂跳的蝦子、會呼吸的蛤蠣；或是肉攤上掛列整齊的五花肉條、豬腳和豬尾巴，與絞肉機的旋轉聲一起成為完整的協奏。媽媽帶著我吃、帶著我買菜，我看著她挑這個選那樣，有時皺眉或是碎念著被哪家攤商佔了便宜，我就會記住攤位和那人的樣貌，未來不再與他交易；但媽媽總是會顧及小村落裡攤商的生意，平均輪流跟每一家買菜。有時錢不夠或是忘記帶錢包，還會有熟識的攤商老闆讓我們賒帳或先取貨，之後再補貨款。

最後在市場前吃一碗糖水豆花成為每次買菜結束後的儀式，即便我與媽媽沒有太多的對話，但在她眉梢、指尖的細微動作中，或是喝著羹湯吃著炒米粉聽著媽媽與老闆娘阿姨的交談，那些挑選東西的直覺、識人的眼光、人的流動交談，都在那樣的片段中領略，成為我的一部分。

11／颱風天的餐桌

我童年時候台灣的基礎建設尚未穩定，正是十大建設開始的時候，不論你住在台灣的什麼地方，每年總會碰到幾次颱風，而且真的會淹水、停水、停電。兒時眷村家裡的屋瓦擋不住大風大雨，屋內到處會漏水。家裡放滿大大小小水桶、臉盆接水的日子，好遠也好近。當時的防颱工作必須做好扎實準備，從內到外都要打點妥當，像是飲用水、蠟燭、手電筒、水桶、乾糧、罐頭、白米、泡麵，通通要點名備好，因為颱風來時動輒三天五天的停水停電，總得預備著接下來的日子。

倘若真的停水停電，瓦斯就成為唯一的能源，可以燒水泡麵，或是熬一鍋稀飯再開個罐頭、奢侈地煎個蛋，是颱風天家裡餐桌的標配。

颱風前跑去家對門跟袁伯伯買饅頭，也是我至今會想念的飲食之一。住在家裡斜對門的袁伯伯家裡清苦，與醫官爺爺家的豪華樓房相距三戶是袁伯

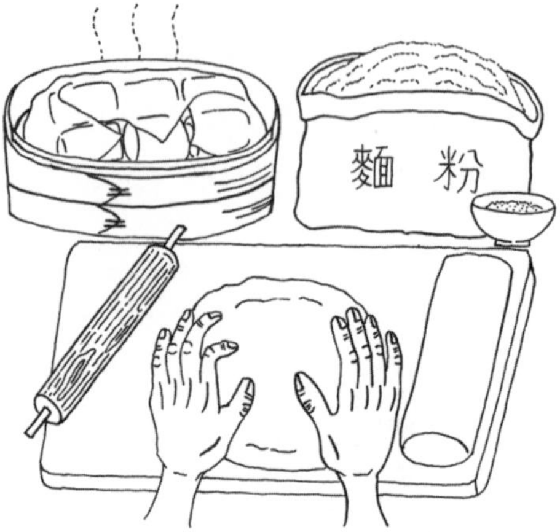

伯的饅頭店。小小店面大概只有三坪，加蓋的二樓是住家，一樓是店面。店門口放著蒸籠，裡面是揉麵的工作檯，我只能站在門口探頭看著工作中的伯伯。袁伯伯自己獨力扶養兩個年齡比我大的女兒，因為成天揉著饅頭，他的背好駝好駝。袁伯伯用白淨的棉被摀蓋蒸好的饅頭，讓饅頭保持著溫熱好吃。麵皮咬起來不黏牙，有黑糖饅頭和白饅頭，有時我會沾著砂糖吃、有時是抹著豆腐乳的老兵吃法。

我上大學修了發酵學之後才知道，袁伯伯的饅頭都發得極好，撥開之後彷彿是日本山型土司撕開的那種紋理。每個饅頭都揉入了他的掌紋、歲月和人生。

我自己持家之後，一直維持著家裡食物的「安全庫存量」。安全庫存量是在團膳、

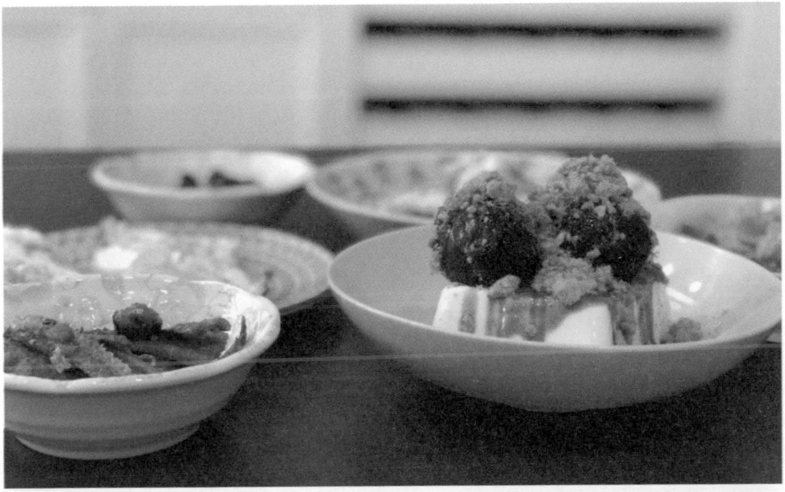

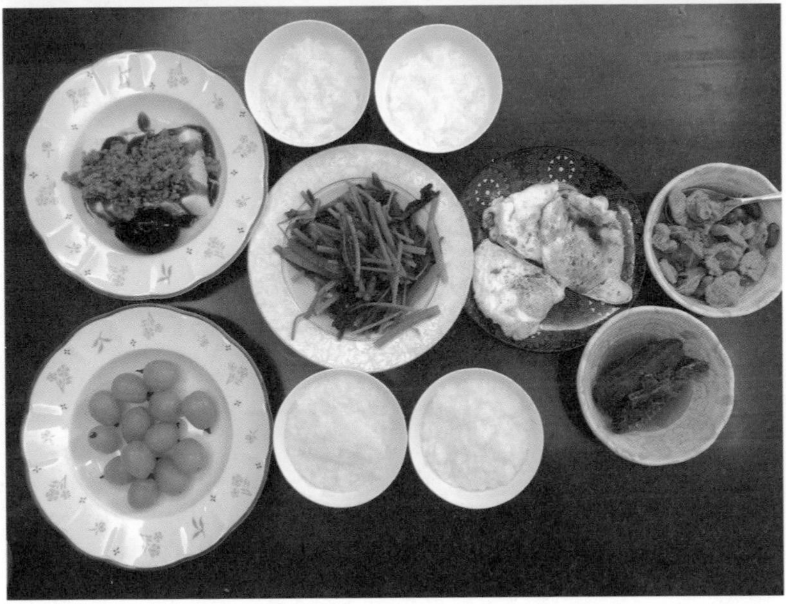

倉儲管理時使用的專有名詞。以我們管理醫院廚房的經驗來說，冷凍庫裡至少要有二～三餐的冷凍蔬菜，用來因應因為延誤送貨或颱風天災時的貨源不足。早餐的備貨有冷凍的包子或饅頭，以預防爐具故障、能源中斷（瓦斯、電力或蒸汽）時的簡易供餐。

因此我家的冰箱冷凍室裡維持著三餐份量的海鮮或是肉類，冷藏室裡有一～二餐的蔬菜量。其實並不算多，因為以台灣都市的超市與量販店的密集度，實在不需要採購太多食材塞滿自己的冰箱。另外，乾料儲物櫃裡則有乾香菇、黑木耳等，可隨時泡發當成蔬菜來源。

即便家裡冰箱有蔬菜、有魚有肉、有炒好的炸醬，但每次颱風前小孩們總會說：「明天想吃花生麵筋。」於是我便會在風雨變大之前再去一次超市，為的是將我童年的颱風餐桌記憶延續給她們。買花生麵筋、鰻魚罐頭、黑瓜、海苔醬、嫩豆腐、皮蛋、雞蛋，這樣早餐便有著落了。

加工品和罐頭

颱風天採購的罐頭是一種保存食。人類使用各式技巧保存食物的歷史非常久遠，也因此存活了下來。現今大家對罐頭這類「加工品」有非常極端的二分法，常與「癌症」、「防腐劑」、「添加物」等字眼劃上等號，其實罐頭只是經過高溫高壓滅菌包裝後的食物，經過安全檢核後生產。要是說安全性，罐頭醬瓜裡面的生菌數都遠遠低於「手工」醃漬、暴露在空氣中的醬菜吧！

買罐頭當然就少不了開罐頭啊！小時候總會被媽媽差去隔壁林奶奶家的雜貨店買蛋、買醬油。一罐十七元的冠軍牌花生麵筋是我最愛吃的品項，而且林奶奶提供幫忙開罐頭的服務。她從貨架拿下罐頭，抹去灰塵，拿著開罐器繞著罐緣上上下下地轉一圈，罐頭就開了！我的開罐頭技能也是拜林奶奶所賜。

曾經在學校的膳食製備的實驗課中發現大學生不會開罐頭，我十分驚嚇，他們倒是鎮定地說：「有拉環啊！老師。」是啊，有拉環，就算量販店沒有林奶奶提供開罐頭的服務，拉環也是可以輕易取代人與人的互動和生存技能。

如果要讓餐桌更加健康均衡一點，可用花生麵筋炒高麗菜、蛋捲裹海苔醬，或將黑瓜剁碎與絞肉一起做蒸肉餅或瓜子肉。雞蛋可以是打散的煎蛋，也可以是蛋黃生、蛋白脆、蘸著醬油吃的雙面煎蛋。熱油將水分多的蛋白煎得在鍋中劈啪作響，冷不防地油爆噴濺，是媽媽們的廚房日常，也是我們為什麼總能徒手端湯鍋、菜盤的基本訓練，不用去少林寺廚房便能累積的功力。

颱風天讓家成為小小的城堡，像是童年時候在黑暗中全家圍著燭火的光亮。伴著窗外咻咻的風聲和打在窗台上滴滴答答的雨聲，我們在家裡打掃著，讓孩子們趁機準備開學後的書桌、淘汰舊鞋子與書本，把髒污的袋子和書包集中起來，等待颱風過去後的陽光日子來清洗。

日子再怎樣困難總是會有盼頭的，颱風過後都會平安。

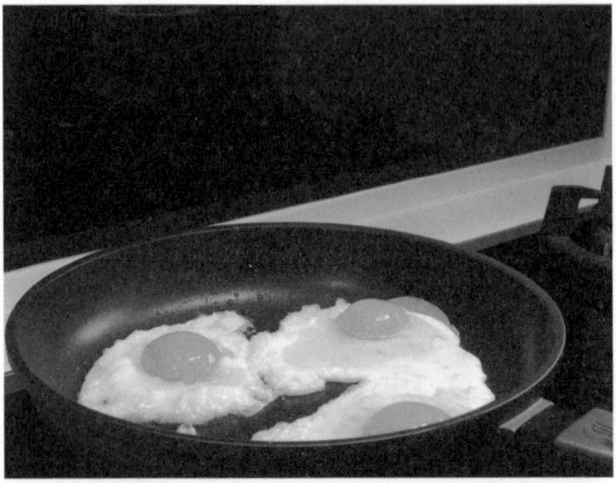

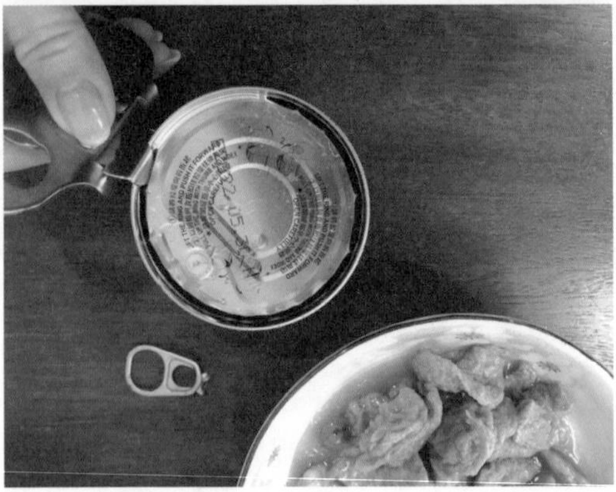

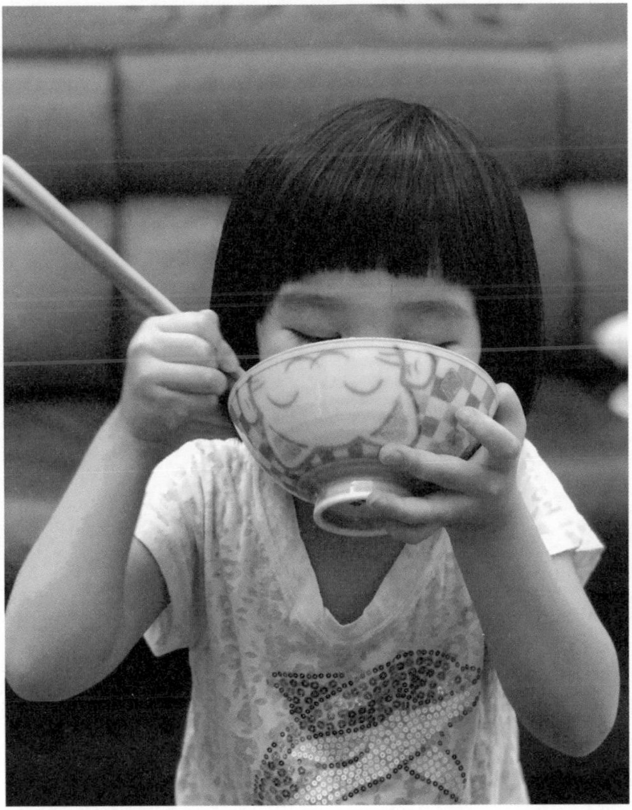

颱風天在家裡的小茶几上吃簡單的餐食，
媽媽好像在上演餵食秀，
跟餵食小班生衣服上的海豚一樣。
看她吃飯甚是療癒，好好拿筷子、以碗就口、咀嚼不出聲，
都是在日常一一練習與修正的功課。

12／奶奶與我：食育是飲食生活的教育

我的奶奶是民國六年生的，以前的大家閨秀、綁過小腳，後來不准綁小腳後，才拆開緊箍雙腳的裹腳布，只是被折斷拱起的小腳再怎樣都回不去了。她撐著這樣步履蹣跚的雙腳，帶著兩個孩子一直到民國三十八年逃難來台灣。我不忍去回想這過程她老人家是多麼地艱辛，也難以想像。奶奶曾經在村裡幫人洗衣服、開過麵店，維持著一家的開銷，可能也是因為這樣，我爸爸和兩個伯父都能夠燒上一手好菜。

因為市面上買不到適合小腳的三角形鞋子，所以奶奶的鞋子都得自己做。我小時候天天陪在奶奶身邊，看著她納鞋底，一層一層地上漿、鋪在木板上曬乾，再一層一層地組合在一起。奶奶做自己的鞋，也做我的鞋。我陪在奶奶身邊的重要任務是幫她念國語日報上的大字和幫她穿針引線。

下午時候奶奶會做簡單的點心，有時候是麵疙瘩、有時候是炸繖子。炸繖子是一種麵粉製品，一張麵皮頭尾不切斷，像欄杆一般劃開再轉一圈，下鍋油炸，酥酥脆脆的口感，是我童年時候重要的零食。

我上幼稚園之後，奶奶的身體越來越不好，爸媽不時地會帶奶奶上醫院，忙碌的媽媽白天要上班、晚上要忙家務，有時候會忘記幫我洗制服、上學沒有襪子穿。我想幫媽媽的忙，大班時便拿把椅子站在水槽前淘米煮飯，我六歲就知道用大同電鍋是一杯米一杯水、外鍋一格水的比例。

小學之後的暑假也都是和奶奶在家相互為伴，早上媽媽上班前會留錢給我去幫奶奶買早餐。我騎著小單車在村裡穿梭著，買熱豆漿和包子、水煎包、鍋貼或燒餅油條，有時是涼麵。我很小就會做分量評估，我知道奶奶喝不完五塊錢一大包的豆漿，就改買一包三塊錢的量；我怕奶奶吃三個包子會太撐不舒服，就只買兩個包子；省下的錢拿回去給媽媽。媽媽會讓我存在書桌前的筆筒，等貸款或學費付不出來的時候再統統掏出來。

奶奶有時候會想家、想過世的爺爺，她只要鬧起脾氣來，爸爸就會帶著我們一家去台南遠東百貨樓上的鑽石樓吃飲茶。堆滿蒸籠的小推車冒著蒸汽在桌與桌之間穿梭，鳳爪、燒賣、珍珠丸子，爸爸還會讓我自己喝一碗蟹肉玉米濃湯。吃完飲茶，奶奶的脾氣會好上一陣子。

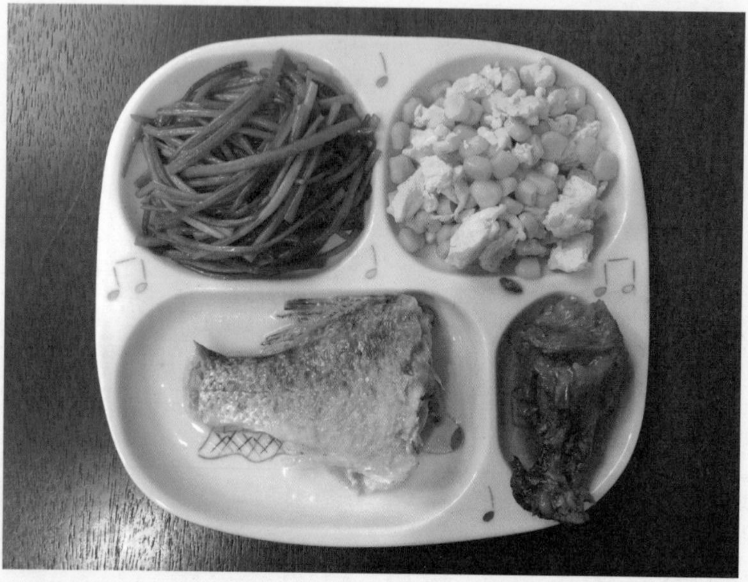

甜白酒檸檬水煮魚

1. 魚排切刀紋，沾薄麵粉，皮煎黃再翻面。
2. 甜白酒200cc、檸檬汁50cc、水150cc、糖1小匙、義式香料鹽1小匙。可自行增減分量，調配自己喜歡的酸甜度。
3. 將調好的醬汁淋在魚上，燒開後加入蔥段，轉小火到收汁即可。

可將2的調味改水蜜桃果茶150cc、高粱酒1湯匙、檸檬汁50cc、水150cc、鹽1小匙，就變成另一道美味的果茶檸檬燒魚。

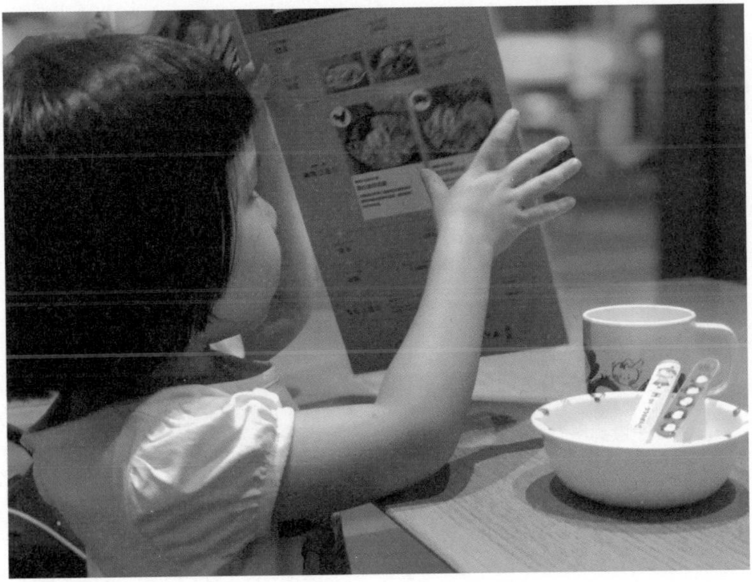

食育就是告訴我們的孩子，要過什麼樣的生活。

我們怎麼過日子就怎麼吃。

食育要放在全人教育的脈絡下才會完整，

才不會照顧了營養知識卻忽略食材的來源與產地關係，

理解了小農卻又忽略餐桌上的教導，

寫清楚了食譜卻忽略了人際互動該有的溫度。

上了中年級之後，我放學回到家會看一下家裡冰箱有沒有菜，如果太空，我會拿著存來的錢，去路口的黃昏市集買一把湯匙菜（青江菜）或是波菜、兩根玉米，或是一顆白花菜。我愛吃玉米炒蛋，所以我總是跟賣菜阿姨說「玉米要削」，阿姨便會用鐮刀快速地削好玉米粒。等到五點，媽媽騎著良伴五十摩托車下班回來，我就會直接點菜，明天的便當裡就會有我喜歡的菜色。

小學六年級的畢業大露營得自己燒菜，老師事先公布有哪些食材，我記得有一條吳郭魚。糖醋魚是爸爸正式教我的第一道菜色。在當時沒有不沾鍋，只有中式炒鍋的年代，把魚煎得漂亮是功夫。爸爸跟我說，鍋燒熱之前，先用兩片薑抹鍋，抹了一道之後再放油把薑片煎香，最後放魚乾煎。調味料是醬油、米酒、糖、和醋。露營時候沒有米酒，我就用薑片去腥，用醬汁把魚燒入味就很下飯。我記得那天我把魚皮煎破了，但還是很快就被同學分食乾淨。我猜，應該是好吃的。

奶奶在我六年級的時候過世了。她在普通病房的那幾天，她想吃白煮蛋，但她那時候肝硬化，醫師囑咐不能讓她吃太多蛋，我就把蛋收進抽屜裡不給她吃。那顆被我忘在抽屜的蛋後來招來果蠅。那顆白煮蛋是我對奶奶最大的遺憾。

現在我當了妻子和母親，先生衣褲的扣子掉了、褲腳掉線了、每學年孩子制服上的名牌、或是幼稚園萬聖節的服裝、包包，我都自己縫補與手做。我並沒有特別賢慧，我只是在重溫童年時候和奶奶相互為伴的時光。

我在醫院的護理之家工作時，為爺爺奶奶們張羅吃食，每週的快樂餐會有麵線、米粉湯等輪替上桌。外省籍的爺爺奶奶們吃不慣台式小吃，我就讓廚房幫他們做麵疙瘩或是肉絲炒餅。不是我特別體貼，我只是記得奶奶當年喜歡的口味。

我後來對肝硬化的病人特別寬容，失去食慾的他們，我總是讓他們想吃什麼就吃什麼，一湯匙冰淇淋、兩口雞湯、甚至一口醬瓜配稀飯，只要病人願意，我都讓他們吃。再怎麼吃，都不會超過飲食限制的。

我很會煎鍋貼和做蛋餅，這些是童年時候站在早餐店為奶奶等待鍋貼時學會的。現在我家的餐桌很常出現菠菜和青江菜，孩子們和我一樣也愛吃玉米炒蛋，有時煮魚煮到黔驢技窮，糖醋魚有時會演化成白酒檸檬水煮魚，或是果茶檸檬燒魚。我盡可能地記住童年時候的味道，然後轉化成餐桌上的菜餚。

這幾年大家問我，「老師，什麼是『食育』？」

我覺得**食育就是「飲食生活的教育」**。那不是從課本、從圖片或是課堂上的講述而來，那是日日餐餐的累積，是恆久的記憶，哪怕真的遇到失智那天都不會忘記。

13/節氣飲食

我小時候常聽奶奶說：「正月蔥，二月韭，三月莧，四月蕹，五月瓢，六月瓜，七月筍，八月芋，九芥藍，十芹菜，十一蒜，十二白。」

說的其實就是在每個時節吃的東西有不同的節奏與層次。傳統飲食智慧是尊天敬人，與大自然的節奏和諧共處。用科學眼光看節氣飲食是什麼？最單純的理解就是吃在地、食當季。因為當季種植的蔬菜生長良好，比較不會有病蟲害，需要用藥的機會也比較少，如果生產管理得宜，價格也會比較便宜。節氣飲食的食材採購方式可以讓大家吃得經濟又安心。

傳統飲食的食材基礎是建立在世界未經歷暖化效應，春夏秋冬四季分明，人們生活在這樣的自然中，有什麼就吃什麼，選擇也有限。但隨著全球貿易的活絡，我們可以買得到其他國家的農產，在任何季節都可以吃得到生菜、洋蔥、高麗菜、花椰

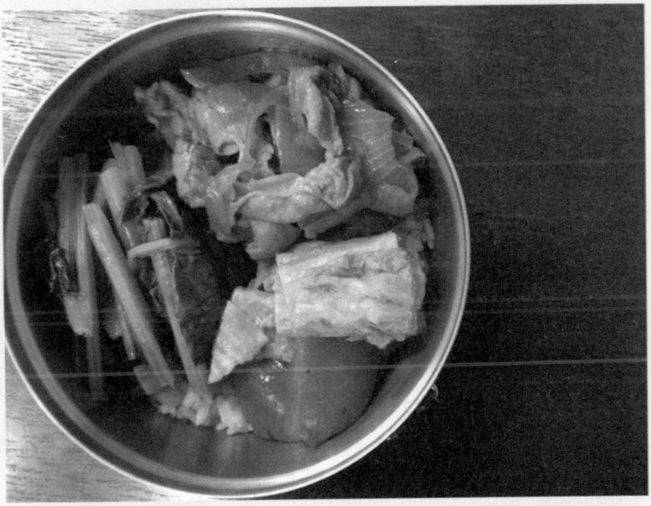

[春天。驚蟄]

小時候媽媽常說，過了驚蟄，春天就到了。每下一次雨，天氣就會變熱，然後就一路慢慢回溫到夏天的炙熱。

春天也是養肝的時節，對應五行，要吃青色的食材，所以就挑了菠菜來吃。

從西方營養學角度來看，菠菜每100公克有363毫克的鉀離子、192毫克的鈣、232微克的葉酸，對於慢性病的預防實在是極佳的蔬菜選擇。

今天的燒肉特地放了一大顆洋蔥，裡面富含硫化物與和類黃酮，很多研究發現對於非酒精性脂肪肝、肝臟的酵素解毒系統都有輔助的影響。

中醫不是我的專長，但是對應著先人對於食材應用的智慧、跟著時節的韻動飲食，比對營養學的研究，實在是一拍即合。在人生的哲學中，順著春耕、夏耘、秋收、冬藏的更迭，在一年之始的春天把身體養好，才能盡全力的打拼。

今天的驚蟄便當，簡單容易又好吃唷。

作法

1. 一顆洋蔥切絲炒軟後放入半斤肉片，以醬油、料酒、糖調味拌炒即可。
2. 番茄切小塊，以糖、白醋、水燒軟，再把豆包切塊一起燒至入味即可。

菜、蘆筍、西洋芹等。於是包括我跟我的孩子們，其實對當季或節氣飲食的概念已經不是那麼清晰。因為節氣飲食的食材是在村落尺度的架構沉澱而成，當世界開始都市化，大部分的人都集居在大都市，以村落為尺度的飲食習慣勢必有所轉換，當都市與都市間的貿易愈來愈密切，我們的食材取得延伸成全球的尺度時，或許，在地當令的傳統智慧也需要再詮釋。

有一種習以為常的說法，進口蔬菜為了維持外觀新鮮，因此需要經過更多程序加工、包裝與運輸配銷，還必須冷鏈保鮮以確保運送過程農產品不會變質。所以消費者吃到進口食品的代價，包含在過程中產生大量的溫室氣體，進而對環境造成深遠影響。為避免食物生產過程中可能製造大量且不必要的溫室氣體，所以要食用在地當季的蔬果。如果落實這樣的理念，就可以減少碳量排放，而且食物的營養價值也更為豐富。

減碳生活是值得推廣的想法，但也需要吻合當代處境。聚落的尺度已經延展成都市，我們應該把地球視為人類共同的聚落，從這樣的觀點來思考在地與當令，蔬菜生長良好來自好的管理，運送過程的專業與安全是確保食物衛生與養分的必須成本。當然，如果自家後院可以種植蔬菜，想吃就直接到後院去拔當然很好。但現今大部分的人都住在集合住宅，在空間與光源都有限的條件下，要在自家種植蔬菜或把香草植物是很困難的。

當四季不再分明移轉，當人們的活動已經可以影響全球溫度與氣候，我們怎麼思考當季？在這幾年常聽到農友說：「今年什麼果樹的花開日子遞延了，因為天氣變熱。」也聽跑船的漁民說漁獲量越來越少，時節不時節，節氣不節氣。

氣候變遷已經不是遙遠未來的恐怖，而是此時此刻與我們共存的現象。我們該怎麼吃，才是真正的減碳？

以全球為尺度的關照下，我們該怎麼過節氣生活？

我建議幾個原則：

1. 不需要因為採購進口食材而內疚。從營養的角度，食物與食材的多樣是好的。只要生產過程是妥善的管理且價格公道，都可以選購。根據聯合國糧食及農業組織（united nations food and agriculture organization）的報導指出，全球約四十一個國家仍然需要外部糧食援助，糧食不安全和惡劣的氣候條件（尤其是非洲降雨不足）的主要原因，這些嚴重影響了糧食的供應。（http://www.fao.org/news/story/en/item/1208508/icode/）同樣地，台灣是海島國家，四季如春以農立國，但隨著產業型態的轉移，也同樣無法全面地自給自足。

2. 適量攝取肉品。許多研究告訴我們，在所有飲食方式中，對健康最有益的飲

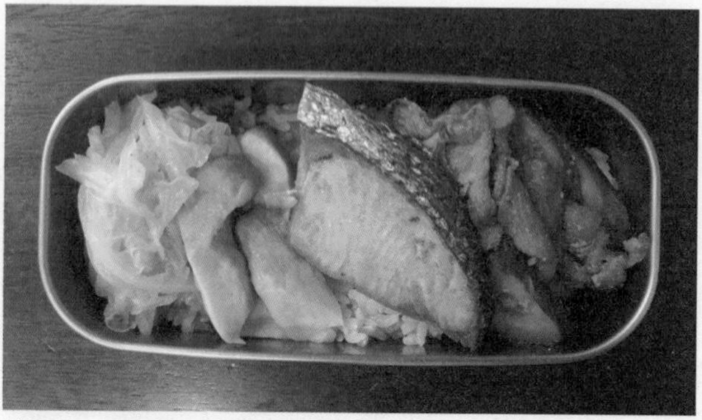

烤鮭魚、鹽麴蜂蜜檸檬黃瓜燒肉、大白菜杏鮑菇便當。

[敬天。畏人。夏至之後]

夏至之後的炙熱讓水龍頭流出來的水是熱呼呼的暖手，倏忽到了傍晚會議結束後走出來時已是傾盆大雨。氣候變化如同人生有時是順、有時是逆，想到今天才讀到的《自慢7：人生國學讀本》，何社長引用老子「堅強者死之徒、柔弱者生之徒」的人生哲思，那樣積極中仍有敬天畏人的虛懷若谷，正巧對上了答案。

鹽麴蜂蜜檸檬黃瓜燒肉

1. 梅肉片一盒，以鹽麴、蜂蜜、醬油醃過，黃瓜三條斜片切過抓少許鹽麴。
2. 1湯匙油煎香薑片，炒散肉片至金黃微焦，再放黃瓜拌炒，起鍋前淋上自己喜歡酸度的量的檸檬汁即可。

大白菜杏鮑菇湯

1. 少許麻油煎香薑片後加水煮滾，入大白菜與杏鮑菇，少許鹽調味即可。
   夏季貪涼攝取太多的冰品，以薑入菜可以去除體內的濕熱，促進循環也避免水腫。

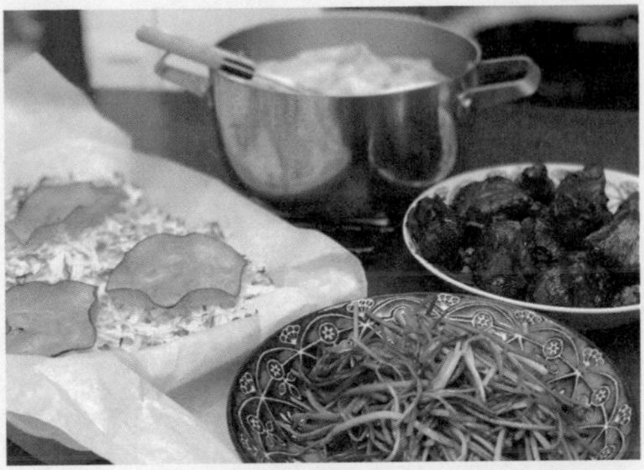

紅燒排骨、毛毛蟲高麗菜煎、清炒水蓮、高麗菜腐皮排骨湯。

先生的學長從花蓮寄來一箱高麗菜，清脆好吃，還有毛毛蟲一起跟著宅配來，那是一趟花蓮到台北的旅程，兩天在家依舊充滿活力。清甜的高麗菜一半與排骨湯同煮、一半切細絲與麵糊同拌，高麗菜糊一半油煎、一半以水波爐炸烤，孩子說一樣好吃。

小時候看母親祭祖，那是一種敬天愛人的儀式，土地滋養了我們，讓祖先延續著生命的血脈。萬物皆有命，是花草樹木、是飛禽蟲鳥，我們承受這些，唯有謙卑，記得土地的滋養，生命才能綿延不絕。我想，也就是那種，好好耕種、好好吃飯、好好喝茶的意境吧！

毛毛蟲高麗菜煎餅

1. 高麗菜半顆切絲。
2. 麵粉90公克、水20公克、雞蛋2個，拌勻後以蔬菜鹽1小匙調味。
3. 平底鍋以1湯匙油潤鍋，平鋪高麗菜麵糊，上面放3片早餐火腿，以中火煎熟翻面，讓火腿也稍微煎一下至麵糊凝固即可。

食模式是以蔬果為根基，地中海飲食就是最典型的例子。人類從農業革命以來不曾像現在這樣可以食用大量肉品，從史前時代到十九世紀的工業革命，地球上大部分人口都是靠米麵維生，只有少數人吃肉。

穀物作為食物來源比同樣土地上畜養動物有效率。從演化史來看，人類的身體負擔不了這麼多肉製品的飲食習慣，肉類攝食量過高，容易罹患心臟疾病以及增加癌症風險。在出書撰文期間（二〇一九年八月）適逢亞馬遜雨林大火，當媒體開始關注時，這場森林大火早已經連續焚燒超過十六天，讓人覺得心碎又無力。影星李奧納多捐出一點六億台幣，也呼籲大家專款給環保團體，少用一次性耗材、並且少吃牛肉，因為巴西的牛隻放養是造成雨林被嚴重砍伐的原因，大規模焚燒雨林為了開荒造田。

3.優先選擇養殖魚。台灣環海，我們從小到大吃的魚幾乎都是由漁民撈上來的野生魚。但由於人類大肆捕撈、破壞棲地以及污染海洋的結果，野生海魚正迅速地枯竭，如果不「限漁」、「慢漁」，加強海洋保護的意識，預估到了本世紀中期，我們的孩子長大成年後，海洋將已無魚兒可捕。如果還想要吃海鮮只能買養殖魚種。與前文適量攝取肉品的建議一樣，如果要吃魚也請優先選擇養殖魚。

節氣飲食的現代意義是用飲食保護地球。不再是有什麼吃什麼，想吃什麼就吃什麼。而是有意識的愛地球，確保我們生活的這個地方可以永續發展。尊天敬人，與大自然的節奏和諧共處。

14／女兒的便當

即便我是營養師媽媽，我孩子的便當也不會天天是標準的三菜組合，有主菜、半葷素和青菜的營養均衡樣貌。有時是蔬菜炒餅、有時是蛋包麵，也有時是蔬菜蛋炒飯。有些朋友追蹤我的臉書或IG追久了，看到上述菜色就知道阿母可能前一天累倒在客廳懶骨頭椅子上，沒做什麼像樣的東西可以帶便當。實況就是，我睡到清晨慌忙中跳起來，打了一杯優酪蔬果薑粉飲當早餐，一邊預熱水波爐準備炸雞，同時想著要做什麼菜色幫女兒帶便當。

青江菜是家裡常備的蔬菜，一來耐放，二來沒有小孩不喜歡的奇特味道。時節中常出現的小松菜，也是孩子們很喜歡的綠色菜種。我會切得碎碎地用麻油炒過、撒少許鹽，再拌入白飯，不但可以讓孩子自動吃下綠色蔬菜，也避免因為炒飯而吃下太多的油脂。烤香的鮭魚或壓碎的鯖魚、炒香的蛋鬆，都可以拌到飯裡，不論午餐便當或是早餐飯糰、不論是顏色與營養，都是簡單兼備省時的作法。

我對青江菜有特別的感情。其實青江菜也是小時候媽媽最常買、我最先認識的菜種。菜攤的阿姨都說是湯匙菜，菜梗的確很像彎彎的湯匙。有陣子，媽媽常常來不及幫家裡的冰箱補貨，念小學先放學的我會拿著零用錢到黃昏市場跟熟識的菜攤阿姨買青江菜和玉米粒。阿姨會用鐮刀熟練地把玉米粒刨下來，這樣晚餐就會有我指定的玉米炒蛋和青江菜了。

為什麼我會自己去買菜呢？不怕迷路嗎？老闆不會欺負小孩嗎？

其實不會的。在眷村裡，大家都認得誰是哪家孩子，誰打架、混流氓也都被街坊鄰居盯著，類似像聚落生活的樣貌。我常跟著爸媽出門買菜，逛雜貨店買零食。當然，我也不是一開始就這麼會買菜、這麼會指定媽媽做什麼菜，甚至代為準備食材。那個年代的職業婦女有更多的辛苦，有限的經濟狀態，如果家裡又有高齡的公婆需要伺候和幼兒要撫育，肯定是精疲力盡。記得有次媽媽中午休假回家，看到奶奶昏倒在地上，她皮包裡連叫計程車的錢都沒有，情急之下便挖了我書架上的撲滿，一卷五十元的紙鈔，連忙叫了車送奶奶去醫院。我知道這些事已經是傍晚放學到醫院跟爸媽會合的時候了。媽媽跟我說，還好她休假回家、還好我平常有把零用錢存起來，家裡度過了這一次難關。

從那件事之後我就知道，我是媽媽的支柱。

在這樣的生活節奏下，要媽媽準備厲害的便當是不太可能，有時候我的便當裡是白飯配荷包蛋，或是白飯配一條香腸，但我都很喜歡吃。有時真的沒辦法，我便會一大早六點起床梳洗後拿著空便當盒，去市場買一顆肉粽或花生菜粽裝進便當作為午餐。

四年級時，有天中午，值日生抬著蒸飯箱回來了。大家取拿各自的便當，我看著講桌前的蒸飯箱裡只剩兩個便當，但都不是我的。我在找不到便當的慌亂中，聽見有個男生突然鄙夷地大叫：「這誰的便當啦！一根香腸也是便當喔！」同學們圍觀過去。我看著鬧脾氣的男同學，他拿錯了我的便當，同學們對著被打開的便當指指點點。

我走過去，蓋起便當，撈起便當布，抱走便當，回到座位，頭低低地把便當吃完。

「班長的便當原來是這樣啊！」、「我的便當比她的好吃一百倍吧！」、「她平常是在神氣什麼啦！」

其實，我不知道同學們在討論著什麼，這些都是當時僅十歲的我早熟的猜想。這件事情埋在心底深層，我不以為意。在大學教書後，我去上了謝文憲老師的說話課，希望精進自己說話的能力，不論在教學或是輔導，都能夠帶領學生。我想著我人生平庸、考試讀書的平凡日子，除了大學聯考沒考好之外，沒什麼大挫折地長大，要說什麼故事感動別人？

我想起小時候和父母搭火車時吃的台鐵便當。褐色的滷汁順著透亮的白米飯滲透其中，少許的酸菜和滷得入味的豆干，都特別下飯。台鐵阿姨用嬌嗔的聲音叫賣著：「便當、果汁需要嗎？」火車的隆隆聲、阿姨的叫賣聲、牙牙學語的我看著車窗外稻田說著「綠油油一片」，和父母相鄰而坐分食著一個便當的記憶。

我說了便當的故事。

站在台上說話時突然的哽噎，那一刻我才理解，每次我在幫孩子做便當的時候，也在為當年的自己做便當。

便當裡的青江菜、香腸或是荷包蛋，是童年時候媽媽在忙碌生活中會吃的便當菜，當我成為職業婦女，漸漸理解母親的艱辛，或許未來孩子看到青江菜炒飯，也會想起那個曾經睡倒在客廳懶骨頭沙發椅上的阿母吧！

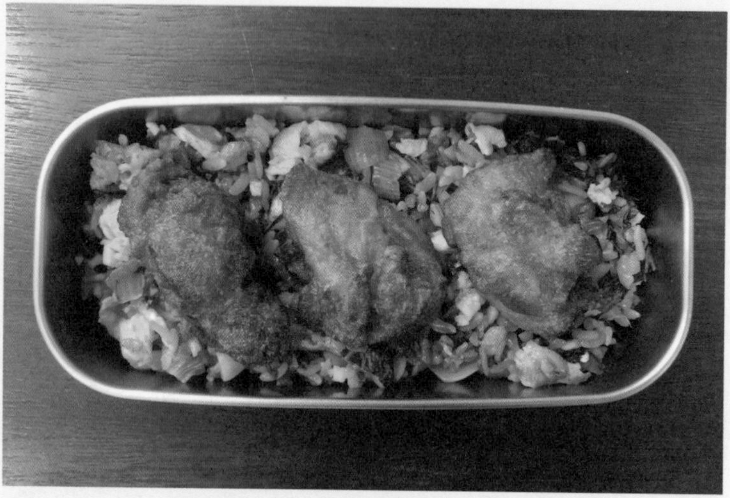

青江菜鮭魚鬆紫米蛋炒飯、無油炸雞

早晨時間很匆忙，徒手操作的一鍋到底策略是必須的，用水波爐烤著炸雞的同時準備炒飯。

作法

1. 青江菜五束洗淨切碎備用，兩個蛋打散。
2. 起油鍋炒蛋，加飯炒均勻後，加入青江菜炒勻，此時火可以比中火稍大，讓蔬菜的水可快速蒸散，避免米飯太過濕黏。
3. 起鍋前灑上鮭魚香鬆調味即可。

15／這樣工作那樣生活

家事與工作從來就不是容易的。

有天晚上下班煮飯張羅好一家吃食，迅速梳洗之後便跟大家宣布：「媽媽累了，我要先睡了。」晚上不到九點就上床睡覺實在是媽媽的幸福，還好我家有姐姐們可以安撫一下小班生，讓家裡不致於太過混亂。人至中年，每天的睡覺時間似乎已經固定就那麼幾小時。

夜裡三點醒來，躡手躡腳起身做事，將孩子的衣服洗淨烘乾、熨燙制服、刷洗浴室，聽著屋外雨水敲打在陽台欄杆上的滴滴答答聲，不知不覺中天色漸漸亮了。

前天中午路過即將收市的市場，看著花攤上那束燦黃的文心蘭，順手買回家，隨意插好，擺放在餐桌上。到了隔天，先生和孩子們才問這是什麼花。

「媽，妳在菜市場買花？」

「妳真不像是會買花的人耶！」

「妳居然會買花！」

他們是有多麼驚訝呢？以前孩子還小時，我愛買百合，或許她們現在不記得了。孩子們沒有經歷也無法知曉，媽媽在成為虎虎生風的大嬸之前，也曾經是溫柔婉約的少女。

以前我跟著媽媽去花店買花送人，媽媽一定會挑選百合，雖然較昂貴，但百合氣派持久，即使買回家擺放在客廳也能增添精神。不過也因為百合太過壯碩，凋謝後實在不好處理，總要用到大型的垃圾袋才好收拾，讓人忍不住的悲涼。我買了最後一束文心蘭，細軟的花瓣，細瘦的梗，感覺收拾起來不會讓我太失落，也就買了起來。

隨著日子的流轉，一年的時序漸入秋冬，沒有夏日赤腳恣意跳躍的輕盈，溼冷的陰雨日讓人忍不住立起了衣領，連眉眼都難以表達歡喜悲傷。

隨手烤一片吐司，抹一半自己手做的黃金奇異果醬，抹一半香醇的花生醬，濾一杯手烘咖啡，切一盤爸爸從台南寄來的芭樂，也隨手裝了一袋芭樂讓孩子們帶去學校當作點心。

手裡做著、腳移動著、腦子想著，我們該怎麼生活？

理所當然地以為工作的樣態不同，勢必牽制了生活節奏，是疲累驅使了我早睡？還是早起工作使得我疲累？究竟是我們屈就了工作，還是將就了生活？誰是因誰是果？因為太過複雜而難以釐清。

在這一片嚷嚷著減醣和生酮的飲食時代，營養師吃著土司加花生醬，或許也讓人感到驚嚇。

很多人在論述飲食議題的時候，常常以遠古時代狩獵人群的飲食習慣來倡議吃生食的好處、光吃肉類的好處、或是只吃蔬菜水果的好處。在原始社會的時候常常青黃不接地有一頓沒一頓，有什麼吃什麼。從生理上來看，當身體營養素缺乏的時候，吸收率就會特別好，儲存肝醣、儲存脂肪是多麼重要。很難想像，從前的人們要費多大心力才能飽足一餐。

現在生活已經不愁吃喝，也不需要像原始人一般茹毛飲血、費盡氣力獵食耕種才能存活，以那樣的背景來做飲食攝取的論述實在太過荒謬。現今我們在營養的議題上，反而應該是「不患寡而患不均」。怎麼說呢？以世界為基準，每天有成噸的食物被丟棄，卻也有上億人口每天處於飢荒；以個人為基準，多少飲食流派的指引，讓人走向只單純攝取肉類，導致蛋白質和飽和脂肪的攝取過多或維生素礦物質缺乏；或只偏向攝取某些蔬食，使得蛋白質攝取不足；亦或無醣到了極致，讓腦子

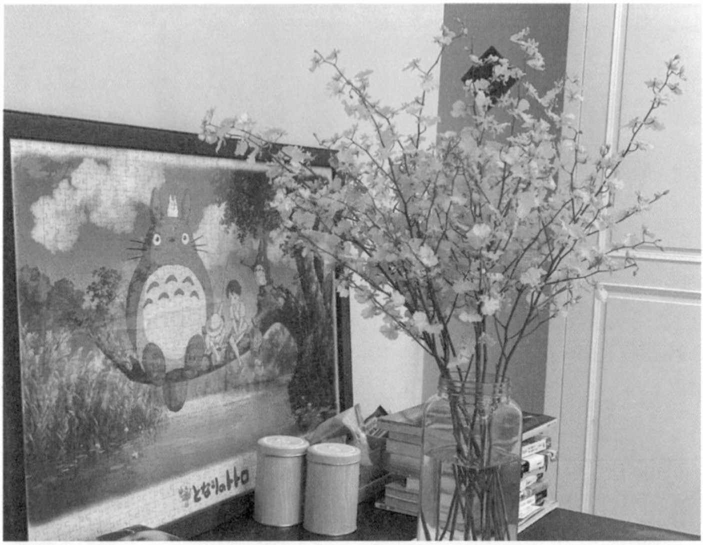
となりのトトロ

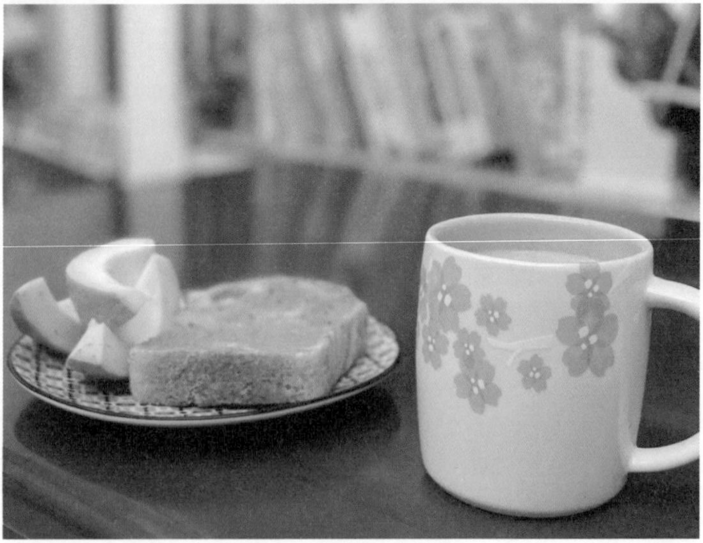

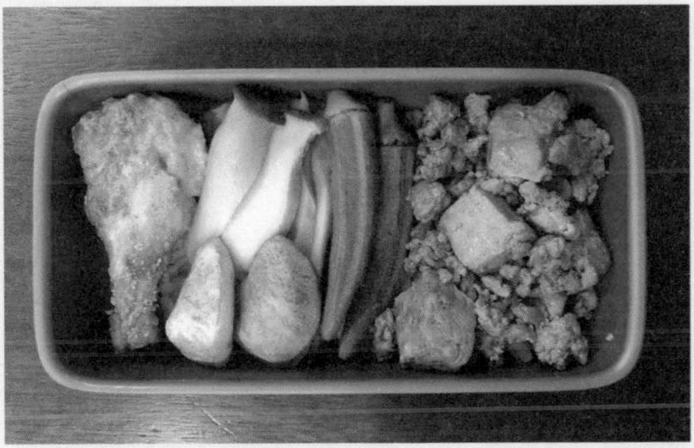

家常黑豆豆腐、無油炸翅小腿、清燙秋葵

1. 沒有基改的黑豆製成的豆腐少了紅燒的醬色，但扎實的質地和樸質的剖面讓人打從心底喜歡。炒散絞肉後，加入一匙甜麵醬和豆瓣醬、醬油、砂糖、水，一起拌炒，放入豆腐一起煮滾，轉小火加蓋收汁入味即可。
2. 翅小腿裝在塑膠袋裡，倒入日清炸雞粉搖晃均勻，無須額外調味，放置5分鐘後，以水波爐炸雞模式烘炸20分鐘即可。現在流行的氣炸鍋也可以試試看這道菜。
3. 熱水燙過的秋葵撈起，趁熱以鹽麴拌過即可。

菱角杏鮑菇排骨湯

1. 起水鍋川燙排骨，撈起後以冷水沖洗。
2. 另起鍋以少許麻油煎香薑片、加水煮滾後入排骨小火燉煮15分鐘，將冷凍菱角和杏鮑菇一起煮滾即可。

當覺得頭痛快要感冒的時候，為自己煮一鍋暖呼呼的湯吧！
放足薑片和菱角，讓秋天的角色更加鮮明。

缺了能量。

飲食不應該是全有或全無的二分法，人類在生存競爭中演化下來，有非常複雜的攝食與生理機制。我們不該盲目地跟從某些飲食倡議者說的：「跟隨原始人的飲食習慣。」石器時代的人類為了活命，在存活關卡下必須立即做出抉擇，通常必須跟著群眾才能遠離猛獸攻擊，群聚在一起會更安全，不需要獨立甚至也不需要敏銳思考。在資訊有限的時代，跟著群眾是最好的選擇，但現代人生活的處境跟遠古時代已經大不同，在面對龐雜的資訊應該審慎明辨這些論述的因果關係是否成立。

營養學是生物學、生物化學、人體生理學等學科的綜合。我們該如何生活？如何飲食？它確實不單是科學性的問題，也涵蓋了族群的風俗、地產氣候與社會變遷的脈絡。是複雜的現象，但不應該反科學或彼此相互牴觸。就像我們生病不會吃香灰，而是去看中醫或西醫。農地灌溉缺水，我們會建造水庫而不是去祈雨。社會一直往進步的方向在移動，我們要學會站在科學的基礎之上慎思明辨市場上的飲食指導。就像我們的先人，從崇拜巫術一步步發明更厲害的狩獵工具，最後經歷啟蒙運動變成現在的我們。

和工作一樣需要紀律，管理身型是一生的功課，就必須要有清晰的見解，需要知道所有飲食的理論基礎從何而來。那些網路平台上各式飲食教派的教主和部落客主張的內容是否專業？是否具備科學實證？我們有沒有在不疑中有疑？還是沒有抵抗地就接收與執行這些牽強附會的「個人經驗」？

許多好意的營養資訊讓人厭煩，清晰的見解才是力量，不是嗎？

在紛亂的世界中，能夠好好吃飯，才是一種幸福。

第3部

廚房裡的營養學家

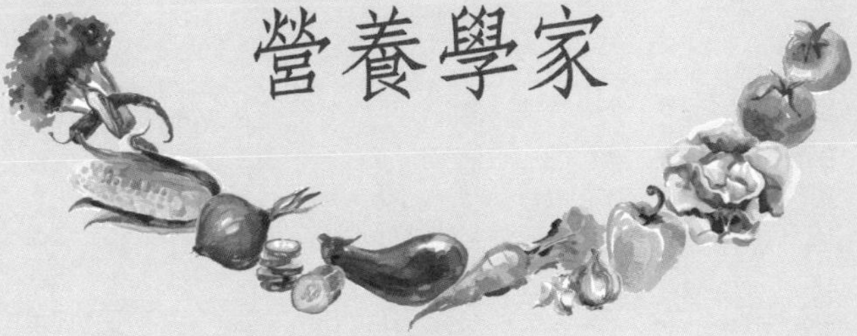

16／餐桌上的和解

人在年少的時候總是臉皮薄，被責備或被指正時總覺得天要塌了下來。有天晚餐前小班生來告狀，哀號說高中生大姊打噴嚏的口水噴到她的腳。大姊有點生氣小班生愛告狀，這種事情幹嘛大驚小怪。小班生正處在探索世界運行規則的狀態，因此是非分明不容模糊的理直氣壯。

我淡淡地跟高中生說：「跟妹妹道歉吧！」

我跟小班生說：「去洗洗腳，妳跟大姐說我不喜歡這樣，如果她道歉就原諒她吧！」

道歉是一種精準的語言，發自內心從語言到肢體的完整表達，用語上就是「很抱歉」、「對不起」，但很多時候我們自己收到的或說出口的道歉是「不好意思」，而且還是帶著拉不下臉、不甘願的態度。這種皮笑肉不笑的道歉方法，常常讓人更加生氣，卻又無可奈何的怒火往往使得事情難以轉圜。而這些都起因於大家沒有仔細分辨「不好意思」的正確用法，「不好意思，借過一下」、「不好意思，請問一下」，這四個字是這樣說的，不是犯錯時候道歉用的。

但說到底，不論幾歲，道歉也真的不是一件容易事。

很多父母應該都遇過類似的狀況，就是剛上幼稚園的孩子總在一大早上演逼死父母的絕招。有陣子我家的小班生每天指定爸爸送上學，只要起床不見爸爸，就會找事跟我發脾氣，像是「我不要穿點點褲，我要穿長褲」，我順著她的意拿了長褲給她，她居然又哭了起來。又一次，我們在睡前說好隔日讓她穿背心裙，而且是她會載歌載舞地穿出門的那件可愛背心裙，但第二天一早卻一直用高頻率的哭腔喊說：「我不喜歡我不喜歡、不好看不好看……」

當媽媽的人都知道高頻率的哭腔是鋸斷理智線十大凶器之首。

我耐著性子找高中生大姐來站台，大姐當然懂媽媽的戰略，連忙地幫忙說好看，但小班生就是一直哭哼著，持續以尖細又高頻率的聲音抗拒著，根本在挑戰我的底線。再可愛的親生小孩，持續兩個月在每天早晨上班前的高壓狀態上演一樣的戲碼，理智線再粗的父母也很難不斷線。

「不穿，就通通脫掉！」、「老娘要怎樣妳才滿意？」、「為什麼昨晚配好了今天又要反悔！」我忍在心裡的OS全部爆發出來，吼著孩子的同時也粗魯地把她不滿意的幼稚園園兜和討厭的衣服都脫掉。

小班生嚇得尿了褲子，我也嚇得懊惱不已。

就這樣，小班生情緒失控的崩潰大哭與失魂落魄的媽媽相視，像是在黑暗中的舞台被圈在聚光燈內那般的寂靜。

是的，嘶吼出聲的那一剎那，我就後悔了。

我也知道，只要嘶吼過一次，衝過了控制的閘門，發生衝突的頻率跟氣喘過敏一樣會愈來愈頻繁。

那天，我一整天上班都相當自責。

「妳好好一個大人跟一個孩子計較是怎樣？」

「為什麼不問問她幼稚園有什麼事讓她感覺到壓力？」

「上學不到半年的孩子都乖順聽話了，她也會有情緒的，妳不是也常常覺得工作壓力大嗎？」

我心裡的好媽媽跟壞媽媽在對話著，兩個都是我自己。

青少年的階段，我也曾經和媽媽衝突過好多次，像是夜裡電話講太久、或是國三面臨聯考時想留在家裡自己唸書，哭哭啼啼地不想去學校，媽媽氣得一巴掌、一個衣架都要飛來了。那時候總是想，人為什麼不能用自己的節奏過日子呢？用自己

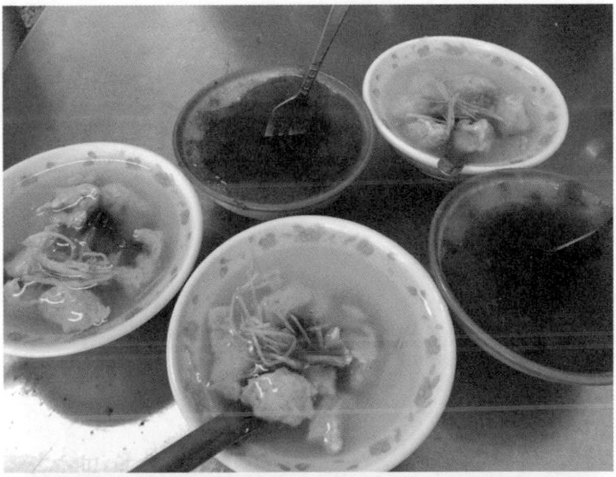

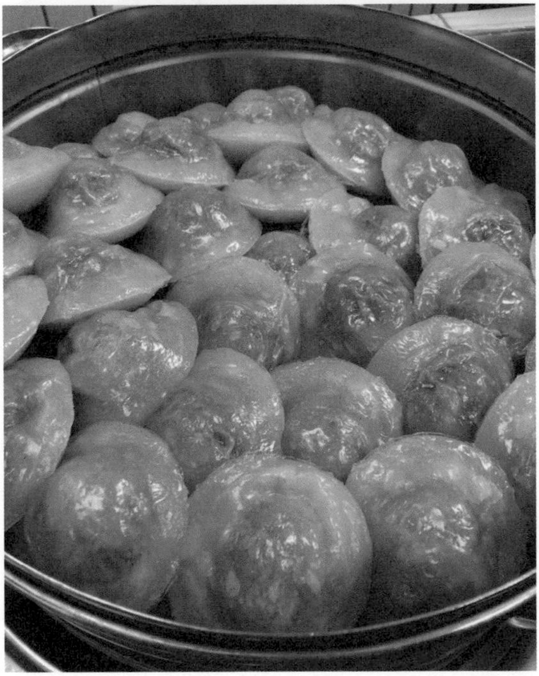

的進度學習不好嗎？媽媽可能也覺得從小貼心懂事的小女孩，怎麼長大之後變得這麼有意見不懂事了呢？

記得有次和媽媽嘔氣，我氣得關上房門，臉悶在枕頭裡哭，獅子座的媽媽可能也察覺自己說得太過分、太傷女兒自尊，但一時也拉不下臉地轉頭就走。我已經不太記得兩人衝突的原因，只記得那天是周末。

過了下午，媽媽輕輕地開了房門，端了台南開山路的山美鄭記碗粿、虱目魚羹、國華街的彰化肉圓放在我的書桌，這些是平日放學後、補習前媽媽會帶我去吃的小吃，也都是我喜歡吃的。

等媽媽走出去，我爬起床把東西吃光光，母女倆就和好了。

一整天心神不寧地上班，想著小班生每次是早午餐時喜愛點薯條，辦家家酒時也老愛在她的廚房煮馬鈴薯泥。一下班我便飛奔回家，想著今天的配菜要做焗烤馬鈴薯片。晚餐時，爸爸和二姐不在，剛好是早上三人的原班人馬，小班生自在地捧著碗吃飯，筷子拿得極好，彷彿什麼事情都沒發生過似的。

我吞了一下口水，深吸一口氣，對小班生說：「阿汝，媽媽要跟妳道歉，妳好幾天早上都哭哭啼啼，讓媽媽實在太生氣，今天早上媽媽太兇，妳很害怕吧！」

瞬間，小班生眼眶紅了，拿筷子的手停在半空中，但是沒有哭，她帶著被理解的眼神只是一直點頭、一直點頭、一直點頭。

大姐小聲地說：「妹妹好像快哭了。」

「媽媽真的很對不起，妳可以原諒我嗎？」

「沒關係，我可以。」小班生開朗地說。

「謝謝妳。以後不要哭哭啼啼，我們都好好說話，好嗎？」

阿汝點頭說：「好。」

四歲的小班生其實什麼都懂。

我坐在小女兒旁邊，一直陪著她吃完焗烤馬鈴薯。母女倆就和好了。

我想，所謂父母子女一場，就是這樣吧！

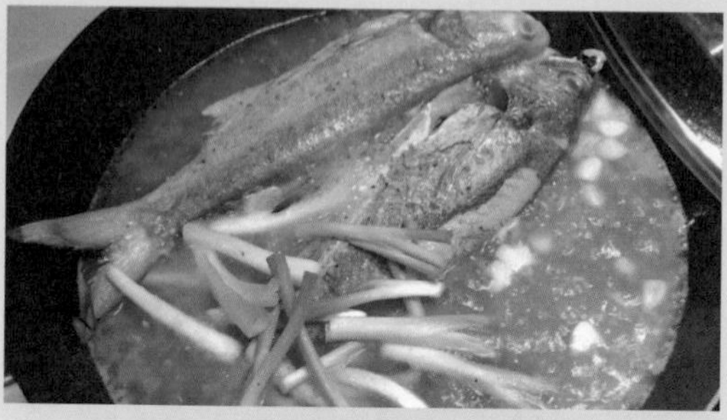

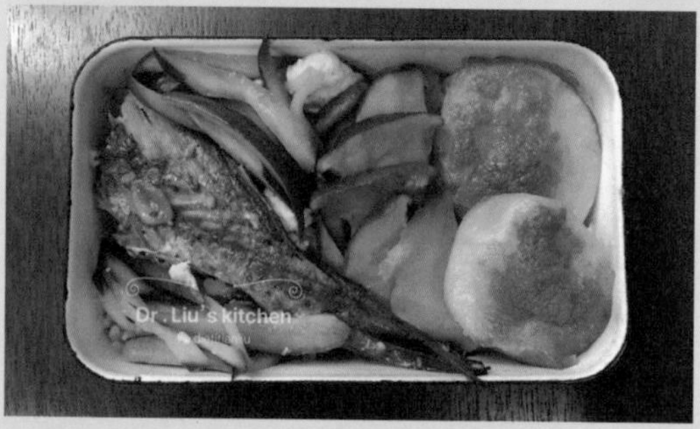

白酒檸檬水煮魚、焗烤馬鈴薯片、小黃瓜炒蛋、杏鮑菇雞湯

作法

1. 煎魚、爆香蒜頭、熗白酒、水，灑上義式香料鹽、檸檬汁、蔥段，煮開轉小火收汁即可。
2. 馬鈴薯切片後平舖在烤盤，撒上焗烤用的起士絲，以水波爐焗烤蔬菜模式烤20分鐘即可。
3. 蛋打散、小黃瓜切粗絲抓醃鹽麴，少許油熱之後炒散蛋液、再放入小黃瓜稍微拌炒即可。
4. 周末時，川燙雞架子，熬製冷凍存放的高湯，煮開後放杏鮑菇煮滾即可。

17／廚房裡的優雅

常常夜裡起來工作備課，進廚房喝水的時候都會忍不住隨手拾掇一下，把烘碗機的碗盤歸位、孩子們喝過的水杯放進烘碗機，再「順便」到後陽台讓洗衣機洗一桶衣物，當家電齊聲運轉的同時為自己泡一杯薑茶或咖啡，有一種莫名的安頓感。

這樣的生活也總是會有埋怨的。

有時候的「隨手拾掇」常常就是半小時過去，耽誤了早上的備課時間，也是會氣急敗壞了。當孩子們用過的杯子東一個西一個、便當沒有及時拿出來洗的時候，我的心裡也會抱怨「搞什麼鬼！難道我的青春就在洗杯子、烘杯子、收杯子中過去了嗎」，忍不住悲從中來。

廚房的日子不會永遠是媽媽優雅地穿著圍裙、爐子上炊煙裊裊的溫暖景象，常常也會是媽媽一邊急躁地喊著大寶去寫功課、二寶帶老三去洗澡，一邊在廚房裡與鍋鑊熱湯拼搏的狼狽，好讓孩子們洗完澡、功課告一段落時候可以接上吃飯的時間，再順利及時地上床睡覺。與時間競賽的結果，就是大家開始吃飯的時候，媽媽還在廚房裡忙進忙出的上菜，餐桌上的媽媽位置總是空著，等大家酒足飯飽地擦擦嘴準備下桌、或是留下一個不吃飯的孩子，棘手地等媽媽上來解決。就算媽媽能及時一起上桌吃飯，往往也是一臉寒霜的媽媽，看什麼都不滿意的依序數落看不慣孩子的地方，可能剛進門的爸爸也跟著一起遭殃，餐桌變成刑場，每天的晚餐時間成為一天之中最難熬的日子。

優雅起來。我這樣跟自己說。

這情境很像我第一次安排全家到風光明媚的關島旅行，住在設備完善的度假村，總想玩遍所有的遊樂設施——人魚共游、風帆、射箭、獨木舟、滑水道、浮潛都要嘗試，還要在沙灘上踏遍自己的足跡、每天要游兩回泳池、健身房也不能錯過，那種失去從容度假的狼狽。明明是要放鬆身心的假期，卻把自己搞得比平日上班還要緊張，也逼迫一家人急忙地趕行程，失去了自助旅行的自在。

忘記優雅的節奏時，需要重新設定。

有時候先生會發現工作與家事的拉扯讓我無法好好生活，便會好意地帶全家出門吃飯。的確，轉換場域是重新設定心態的一個好方法。但中毒太深的媽媽就算外出用餐，點菜的時候心裡也是盤算著：先生孩子喜歡什麼、哪個菜好咬、孩子喝

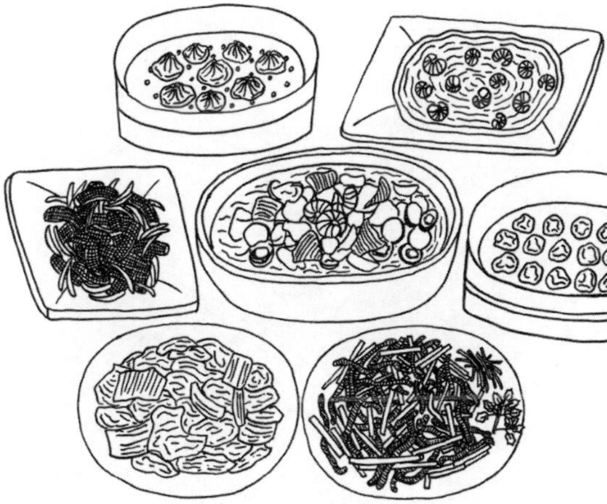

什麼湯會長高、哪種魚沒刺、重口味的菜不適合幼兒、酸辣類更不用點了；像是天母的方家小館，我和先生都很喜歡的老餐廳，兩人婚後還沒孩子前常去光顧，只要有白飯、青菜、柳丁排骨，我就吃得十分滿足。

隨著孩子們漸漸長大，這幾年點餐時，我都隨大家的意；老大喜愛韭黃鱔糊（我比較喜歡台南鱔魚意麵那種酸甜的快炒），老二不吃糖醋排骨類甜味基底的肉品菜式（我最愛咕咾肉、柳丁排骨之類的茄汁、柳橙的酸甜口感），小班生喜歡迷你小籠包（我覺得肉餡膩口而偏好清甜的絲瓜小籠包），爸爸喜歡牛肉、客家小炒之類辛辣爆炒的菜（但對我和孩子們都太辣，口味也太重了），孩子們都喜歡高麗

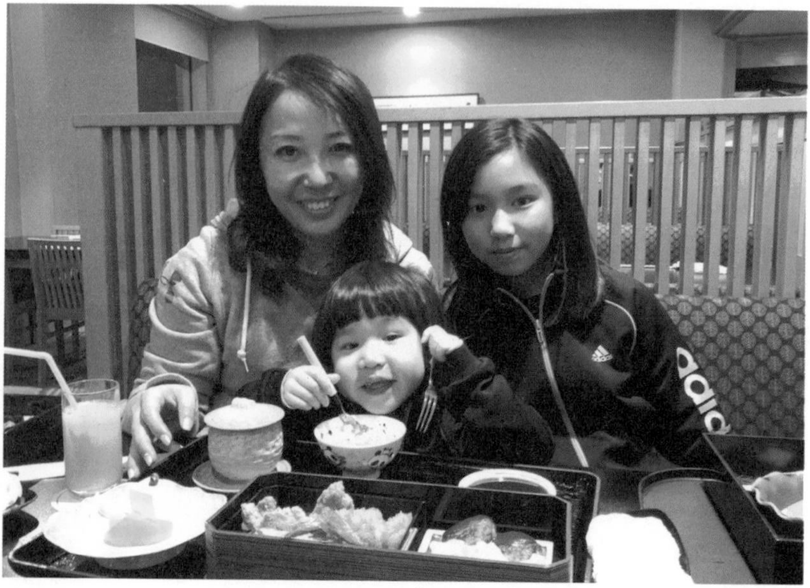

菜（我喜歡綠色蔬菜）。為了避免點太多又要顧慮每個人的心願，雖然是我點菜，最終還是以家人偏好為前提：韭黃鱔糊、黑胡椒牛柳、絲瓜小籠包、迷你小籠包、蝦仁炒蛋、清炒高麗菜，最後加一個什錦砂鍋，吃不完加湯打包回家後又可以加料續煮。

是的，媽媽連點菜都好多的盤算和內心戲。

某日，朋友邀約在週間的晚餐，我掙扎許久。我鮮少在週間晚上有約，一來是先生的下班時間難以固定，我很難能在一個月前就預留時間赴約；二來，總是有太多的不放心，孩子們每日上學的節奏應

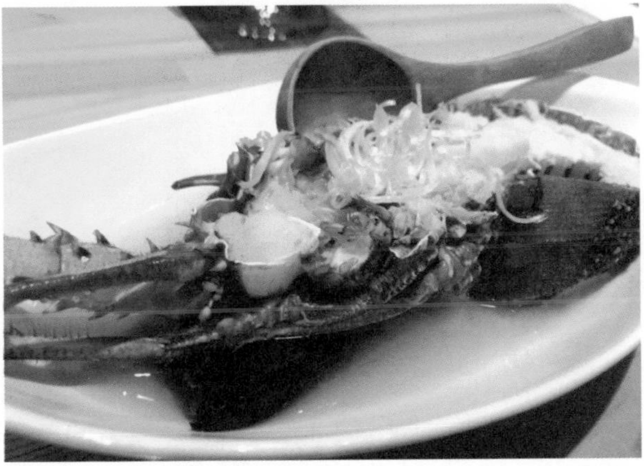

該有紀律地前進，少了媽媽張羅吃食、叮嚀功課、確認明日上學的衣物，家裡怎可以無政府的狀態呢？

但那次我從容赴約了。在一個燈光昏黃的居酒屋，整家店被我們十幾個人包了場，朋友請來的侍酒師跟我們解說各式清酒的製程與發酵，然後開酒，搭配著依序上桌的鮑魚、扇貝、蛤蠣、龍蝦，每道菜有著各自搭配的酒。我坐在師傅正前方的吧台前，朋友們在旁邊寒暄說鬧著，我持著筷子、正襟危坐地看著盤中那隻龍蝦，心裡有著莫名的激動。

「這全是我自己可以吃的嗎？」

「中間這塊嫩的肉要不要留給小班生吃呢？」

「鮭魚卵手捲是老大喜愛的，要不要留給她？」

「酒蒸蛤蠣的湯是老二最喜歡的啊！」

激動之餘我有些手足無措了，這才發現我失去了獨食的能力，也忘記自己最喜歡吃什麼了。

這樣的日子會不會有埋怨？

會不會忽略了心中渴望被照顧的那個小女孩呢？

失去了自己，未來還有沒有能力愛人與被愛呢？

那晚酒酣耳熱，我依序吃完師傅給我的所有餐食，可以飲酒、專心的與朋友交談、心無罣礙地不用擔心孩子沒吃飽、打翻菜，自己好好地吃一隻龍蝦，好好照顧自己心中的那個小女孩，傾聽小女孩的想望。

起身、離開，我低頭撩起居酒屋門前的橫簾，轉身的剎那，是心中小女孩跳躍的優雅。

18／愛一個人

不得不承認，在製備晚餐的時候必須考量很多因素，像是：製備時間是否快速、小孩們是否愛吃、營養是否足夠均衡、調味是否全家都可以接受、裝成便當明天蒸過之後是否好吃，這些都挑戰家庭主婦的菜單設計、食材挑選和調味方式。

有時候因為工作晚歸，沒時間煮完整的三菜一湯或四菜組合，以牛肉麵、炸醬麵加燙青菜將就一餐，隔天就必須早起做便當，一邊備餐一邊想著待會在課堂要講授的架構與內容。很多時候的日子就像是馬戲團小丑手中的球，要順暢地讓球拋上去，再安全接住，拋與接都要順順地才能讓球滾動著。

我時常在清晨三點起來備課、寫論文，工作到告一段落，接著準備早餐和高中生便當。拿出冷凍櫃裡預先調味醃好的生雞排，放進水波爐烘烤。再慢慢喚醒小班生，讓她穿好衣服，忙到一個段落後全家一起吃早餐。

有時候連飯都忘了預約煮，家裡備用的熟飯剛好一盒裝，快速將蛋打散、玉米筍切丁、菠菜切小段，食材備好起鍋放油，炒蛋、下飯炒均勻、加入玉米筍丁拌炒，最後下波菜，再把米飯水分炒乾，灑少許鹽、胡椒粉調味，起鍋裝入便當。

學生或朋友們看到我在IG上貼的美味便當文，或許覺得我們的日子好優雅很有條理，其實每個人的生活都有辛苦的一面，媽媽有媽媽的辛苦，爸爸有爸爸的壓力，孩子們也有他們成長的煩惱。生活不容易，要讓生活容易一點是有方法的。

快速工作的祕訣是：先做最花時間的工作，像是雞排烤好需要二十分鐘，這時便可炒飯和善後收拾。也因此廚房工作的考驗，在於先想好工作的順序，才能讓事情穩當好處理；就如食材下鍋的順序一樣，依照食材性質、菜餚的目的，而有不同的下鍋時間。

為人父母與師長的考驗在於，我們與孩子們學習、成長的時間軸不同，腦子裡判斷的優先順序亦不同。我們可以提醒、催促、不厭其煩地陪伴他們，但終究不該主宰另一個生命的光景與終點。讓他們自己決定自己要的食材熟度、色彩、調味和最終的起鍋時間。

到了週末以為可以鬆一口氣，但醫事人員的週末總是忙碌的，為了確保臨床上的醫療措施是最新的，大家的週末常常都在上課。我雖然在教書，但為了給學生的

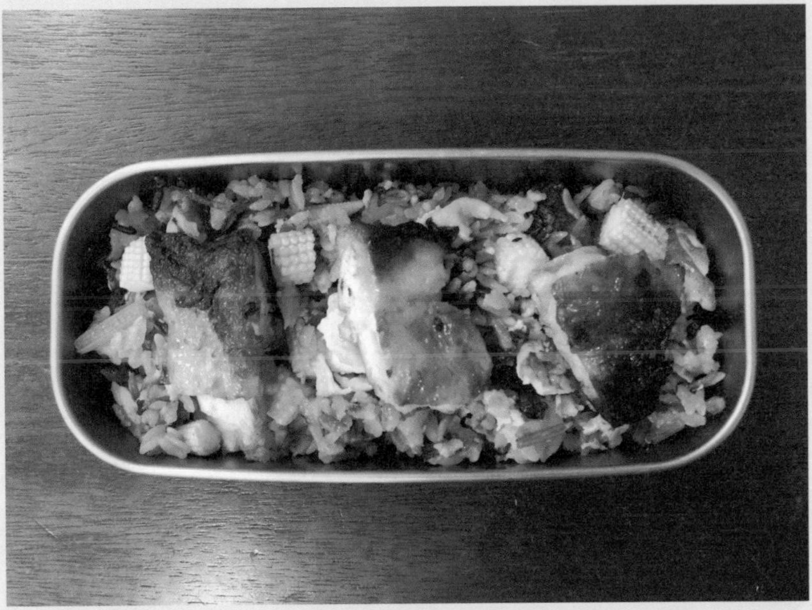

菠菜玉米筍炒飯、烤雞排 一人份

作法

1. 備用的冷凍調味雞排以水波爐烤雞模式烘烤20分鐘。
2. 洗菠菜2束、玉米筍3根，均切成一公分小段。
3. 打蛋，起油鍋炒散，蛋半熟時候放入一碗飯，約略炒散後放玉米筍，起鍋前2分鐘再放入菠菜炒勻，至米飯水分略乾即可灑鹽調味。

包容那些生活瑣碎日常、那些自己不喜歡的習慣，
調整在自己與對方都可以安適生活的節奏，
跟備餐的過程一樣。
如此，才能說，愛一個人

教學內容是與臨床俱進的，我也常在週末去進修上課。平日上班，週末上課，生活節奏是緊湊且疲憊的，同時要維持著自己的廚房工作，就必須要有堅強的理由支持著。

高中生參加校外教學到外縣市的那些周末，我也總是算著她搭火車到家的時間和預備的烹調時間。週末的菜色總是比週間的工序稍微複雜一些，傍晚開始淘米、醃肉、讓文蛤吐沙、洗菜等前製工作，希望在孩子進門時就可以立即開飯上桌，讓出去漂泊後的身心都可以迅速被安頓。

有次讀完曼娟老師的《愛一個人》，好喜歡裡面這樣說著：

「不是我想像或期待的樣子，而是愛人真正的樣子。真實的性情，真實的陰暗與寡合，都能理解。而後，我仍想和這個人在一起，仍為這個人怦然心動，仍希望自己帶給他最多的幸福。」

「於是，我才能說，我愛一個人。」

愛情是建立在深刻的夥伴關係上，不允許任何一方控制慾太強，挾制另一方的自由與成長的節奏。愛孩子與家人應該也是如此吧！包容那些生活瑣碎日常、那些自己不喜歡的習慣，調整在自己與對方都可以安適生活的節奏，如此，才能說，愛一個人。

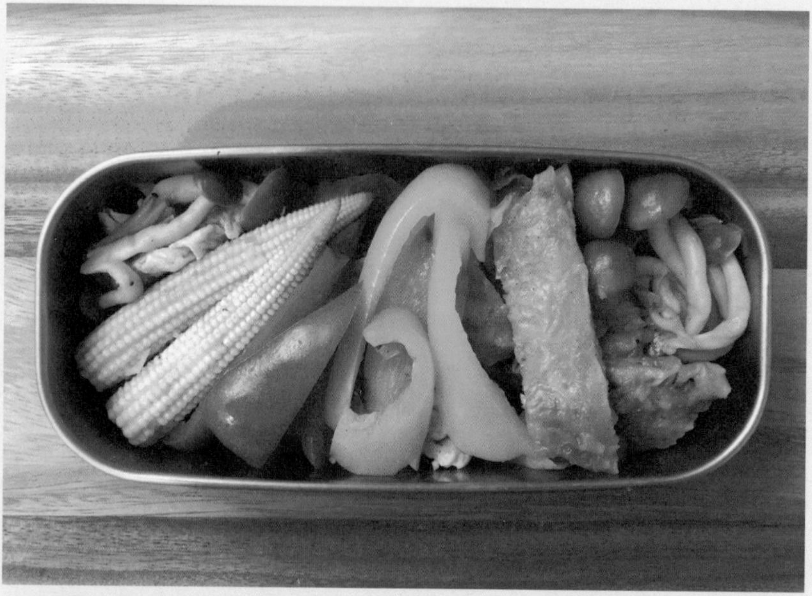

甜椒炒餅便當 一人份

北方人喜食麵粉製品，一次烙好的餅吃不完，可切條之後搭配冰箱裡的菜來應變著做湯餅、燴餅、炒餅，是一道很家常的料理；也可以華麗如牛肉湯餅、蝦仁炒餅。

作法

1. 冷凍蔥油餅一張，乾煎之後切條。
2. 高麗菜絲、紅蘿蔔絲各100公克、玉米筍3根，斜切兩段、鴻禧菇1/3包。
3. 起油鍋，蛋炒散，加入高麗菜絲、紅蘿蔔絲、鴻禧菇，加水悶熟。
4. 以醬油、胡椒鹽調味，煮滾。
5. 放蔥油餅、少許甜椒絲，炒乾醬汁即可。

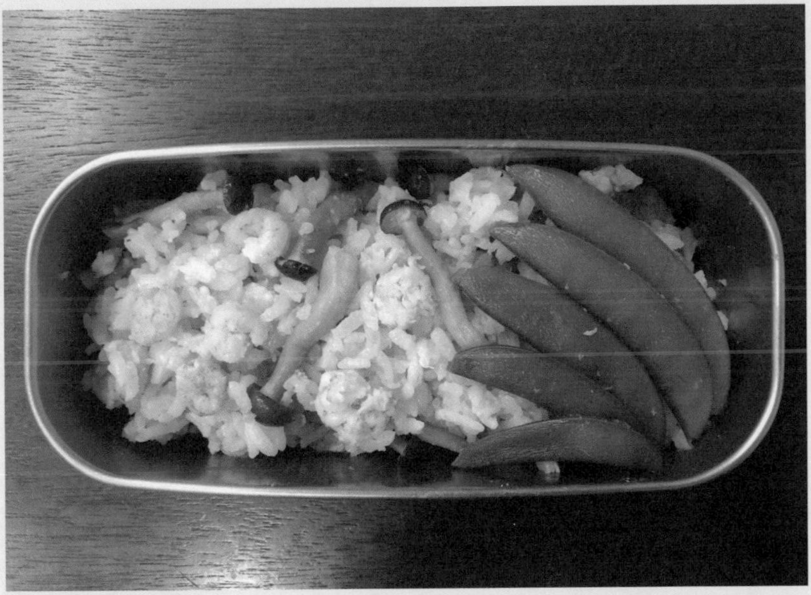

台南蝦仁飯 四人份

作法

1. 火燒蝦400公克。
2. 起油鍋以麻油爆香薑片後炒香蝦仁，在鍋邊熗少許高粱、加入2.5杯的水煮滾，1小匙鰹魚粉調味後關火；瀝出蝦仁備用。
3. 淘兩杯半的米，將2的湯汁倒入飯鍋（不足2.5杯便以水補足）、加入蔥段、鴻禧菇和米一同炊煮，等飯熟再拌入蝦仁即可。

19／冰箱管理

幾年前大女兒還是國中生時，很喜歡韓國偶像團體Infinite裡的金聖圭，有次他跟我分享金聖圭參加韓國知名的綜藝節目「拜託了冰箱」，節目中把藝人家裡的冰箱原封不動地搬到攝影棚，讓大家一窺偶像明星平日生活的樣貌。我跟她一起看影片看得哈哈大笑。聖圭的冰箱裡有：裝在保溫罐裡發霉的海帶湯、一整箱包裝滲漏的湯藥包、過期一年的牛奶、一袋發霉的柑橘、半盒不知道多久之前的炸雞、幾盒吃了一半的冰淇淋。主持人將冰箱裡的食材全部翻看一遍，丟了九成的食物，整個冰箱儼然是存放廚餘的大盒子，沒什麼是安全可以吃的。

前兩年我在大學被賦予教授一門英文的營養通識課，我被分配到的章節是「冰箱管理」。第一週的課程活動是學生負責收集自己家的冰箱，而且得介紹冰箱裡的食物。我在課堂中教授冰箱管理的方法之後，第二週上課之前，他們要回家依照我教的原則整理冰箱，再拍出整理後的成果。

第一週光是學生們的冰箱介紹就已經夠精采了。在**整理冰箱第一步：盤點食材保存期限**時，學生們在冷藏庫清出過期三年的果醬、一堆保健食品、零食、發霉的中藥材，冷凍庫裡也有過期的水餃、包子和冰淇淋。

學生們紛紛表示，清理過程中，令他們感到棘手的是冷凍庫裡一包包裝在塑膠袋中、沒有食品標示、也不知道何時購買、（沒拆開）也不知道是什麼東西的食物，可能是魚或是肉品，像是冷凍化石一般儲存在冰箱裡。學生們一邊清理一邊問媽媽或阿嬤：「這是什麼？」然後就挨罵了：「嬰仔不要來亂啦」、「東西都可以吃不要亂丟浪費啦」、「去讀書不要來廚房啦」、「東西放冷凍不會壞啦」之類的。更恐怖的還有宿舍裡的公用冰箱，因為是公用的，裡面大多都是喝了一半、沒有寫名字的飲料，或是吃剩的便當、滷味和炒麵，打開之後的氣味讓人捏鼻而逃。

接著整理**冰箱第二步：固定擺放位置**時，學生們也很苦惱，因為冷藏庫裡好多吃了一半用盤子裝盛的剩菜，用保鮮膜包覆之後便層層疊疊地堆放，有些裡面已經飄著白白綠綠的黴菌。買回來的生肉、海鮮、蔬菜、切過的水果和沒切過的水果交叉擺著，還有好幾包或好幾罐開過使用一半的味噌醬和番茄醬被塞在冰箱的最裡面。當學生翻出來的時候，媽媽或阿嬤會恍然大悟地說：「喔，原來在這裡啊」、

「原來還有啊，櫃子裡還有兩罐沒開」，學生再去看儲物櫃，發現裡面也有不少的過期貨，讓他們都很震驚：「原來媽媽或阿嬤都沒在看保存期限啊！」

以往在醫院工作，我們是大量供餐的團體膳食管理，每天經手的大型冰箱有數十個、「冰房間」（cool room）好幾個，食材的使用不是用「拿」的，而是用搬的。**每個層架上都依照菜單規劃，放置固定進貨的食材**，冷凍肉品、海鮮、蔬菜、即食食品的冷凍區、生鮮蔬菜水果的冷藏區、清洗過的清潔冷藏區、水果區、熟食區，**都依照「保存期限、進貨時間、衛生安全、避免交叉汙染」等原則在管理**，每天三班工作人員做著溫度監控、每週定期整理、每月定期清洗。

冰箱是廚房的命脈，影響著食材存放的安全和新鮮。我們這麼嚴謹地管理冰箱，主要是因為**冰箱連動著上游的菜單開立、採購、進貨和驗收，也影響著下游的製備與供餐品質**。

冰箱不是防腐除菌箱

很多人對冰箱有高度的期待，以為冰箱是一個「食物放進去都不會壞」、「無限期保存食物」的神奇盒子，其實冰箱就只是在已開發國家中的一個低溫保存食物的技術，利用低溫的原理、降低細菌生長的速率，進而降低食物腐壞的速度。溫度

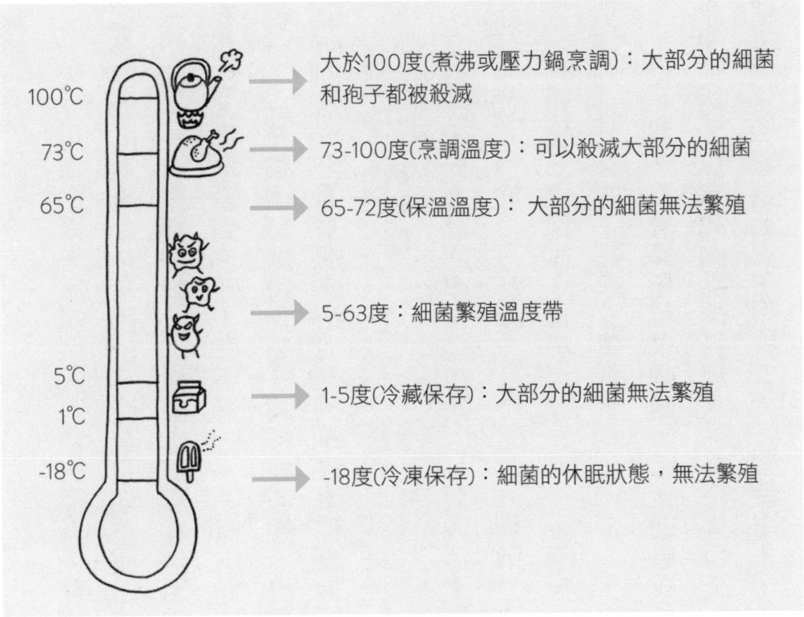
100℃
73℃
65℃
5℃
1℃
-18℃
大於100度(煮沸或壓力鍋烹調)：大部分的細菌和孢子都被殺滅
73-100度(烹調溫度)：可以殺滅大部分的細菌
65-72度(保溫溫度)：大部分的細菌無法繁殖
5-63度：細菌繁殖溫度帶
1-5度(冷藏保存)：大部分的細菌無法繁殖
-18度(冷凍保存)：細菌的休眠狀態，無法繁殖

是掌控細菌生長的主要關鍵，細菌最喜歡的生長溫度環境如下圖，因此冰箱的冷藏溫度多控制在攝氏1～5度、冷凍庫在-18度以下，就是這個道理。

移除了對冰箱神話的幻想、過度的期待，我們必須對冰箱有所管理，因為我們食用冰箱裡存放的食物，成為身體的一部分；冰箱有新鮮健康的蔬菜、水果、海鮮、豆製品，我們取用、烹煮、食用，身體就會是健康的；如果冰箱的食物過期腐敗或都存放加工品、飲料、零食，要身體不生病也很難。

冰箱管理三部曲

大家可還記得新冰箱剛送到家的那天，也曾經是一個乾乾淨淨的白色大盒子？很多時候的混亂都是肇因於「沒有定期整理」和「沒有固定位置」，但卻忽略了第一步驟：「計畫性採購」，採購之前沒有盤點家裡的存糧、對自己應該吃的食物沒有想法，那種看到「哇！好新奇」、「沒吃過買來吃吃看」、「都跑一趟了不買可惜」、「特價不買要待何時」的種種心態，導致採購過量的食材，而生鮮食材的存放時間短，全部塞進冰箱之後，導致冰箱成為儲放過期食物的垃圾桶。

一、有計畫的採購

以「天」為計算單位地採購：每個成年人每天需要吃到三碗蔬菜、兩碗水果、兩杯牛奶或豆漿（一杯250 cc），三天採購一次的話，需要買到至少九百公克的蔬菜（可以買三種蔬菜，每種半斤）、一至兩斤的水果（視水果種類差異稍有重量差別）、一公升的牛奶或豆漿兩瓶。

以「週」為計算單位地採購：每個健康成年人每天可以吃一顆蛋，一週採買一盒便足夠。魚類或肉品的攝取大約是每人每天二百公克，可以一次採買後，依照習慣分裝後冷凍為七天使用或二十一餐使用。

以「月」為計算單位地採購：以午、晚餐吃飯來計算，八十公克的白米煮成一碗飯，午晚餐共兩碗飯是一百六十公克，一個月大約是五公斤的白米。

另外調味料、乾貨等食材至少應該每兩個月盤點一下，確認保存期限。以上的算法是提供大家對份量的概念與大約的估計，希望讓大家能了解採買的框架範圍。讀者可以依照自己的需求來做調整，例如女性的飯量較少，每個月買三公斤的米即可；或是依照家庭人口數來做調整。

二、固定存放位置

食物放置的原則是：常吃、處理過、保存期限短的放在上面，眼睛看得到的地方就不容易忘記。**尚未處理過的生肉、雞蛋就放在下方，溫度低也比較不容易汙染其他食物。冰箱的門邊是溫度最高的地方，會讓保存期限降低或食物容易腐壞，只適合放置調味料、果汁、飲料或酒類，不適合放置蛋白質含量高的食物，如雞蛋或牛奶**。有些開過的零食也可以暫時放在冰箱門，不看到就不會常取用，也就不太容易變胖了。

三、定期清理盤點

什麼時候才是盤點冰箱的好時機呢？**其實每次在採買之前都應該確認一下冰箱**

的庫存，把需要採買的東西寫下來，才不會過量採購導致冰箱容量負荷不了，自己的身體也吃不下。每週確認一次生鮮食材的狀況，並擦拭冰箱層板，避免溢漏的食物湯汁殘留在層板上導致發霉。我在眷村的童年時光，月底時，每個家庭都會有自己家的節約大餐，就是清冰箱料理，像是火鍋、什錦粥、燴飯、雜菜麵等，這些也都是持家的一部分。

管理冰箱就是管理自己的健康

我看過許多家庭的冰箱，不開伙家庭的冰箱裡都是飲料和零食，不太會烹飪家庭的冰箱裡都是冷凍或即食的加工食品，像是包子、粽子和水餃，常常開伙的家庭，如果沒有管理好則是堆滿剩菜的狀態；冰箱是一個家庭的縮影，反應著這個家庭成員的生活型態、飲食習慣、經濟狀況，也可以預測他們未來疾病發生的可能，所以不要小看冰箱，管理冰箱就是管理自己的健康。

冰箱的樣貌就是我們身體的呈現，因為冰箱就是我們吃進去的食物。了解食物的科學也要探索食物的管理，有妥善的管理才有好的身體健康。

冷凍：
生鮮肉類或海鮮應依照食用份量，事先分裝後再放入冷凍庫，並標示日期。

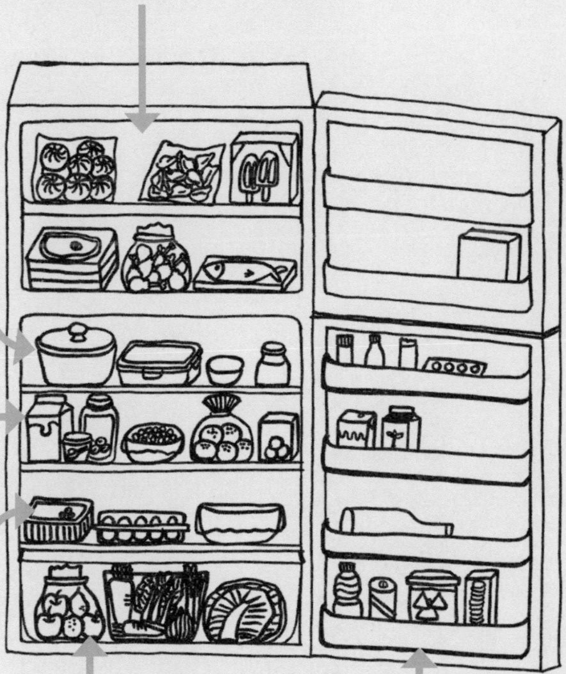

冷藏一：
熟食或剩菜需加蓋儲存，不要放超過二～三天。

冷藏二：
常食用的食物，如優酪、切過的水果、麵包等。
鮮奶或豆漿應該放在冰箱裡面一點，溫度較低，保存較好。

冷藏三：
未烹調或解凍的肉品需密封後再放入冰箱。雞蛋、豆製品亦可以放在後方低溫保存。

蔬果室：
有些冰箱有設計蔬果專用、濕度較高的抽屜層，用來保存尚未切洗的蔬菜和水果。蔬果在放進冰箱前都應該包裝過，避免汙染冰箱。

冰箱門：
溫度最高的地方，只能放置調味料或飲料。

20／快速備餐的訣竅

這幾年在大學教書時候發現，現在大學生的烹飪技能衰退程度令人難以想像，別說「快速」備餐這件事了，光是轉開瓦斯爐燒開水、煮泡麵都如臨大敵。有次我發現學生們都不會使用開罐器開罐頭，驚嚇地下顎都得手動扶正，倒是學生們很鎮定地說：「老師，有拉環啊！」是啊，有拉環，但不知為什麼我常常遇到地雷罐頭，不論是肉鬆罐頭、花生麵筋罐頭、茶葉罐頭等的拉環都會被我拉斷，最後還是得出動開罐器方能打開。

時代器具的便利性和工具的多元性，剝奪了我們某些能力，好比在我的祖母年代的廚房是得先砌磚蓋一個大灶爐，餐餐都需要劈柴生火，才能照料一家的吃食；現在各式新型鍋子爐具，像是壓力鍋、水波爐、氣炸鍋、蒸氣烘烤爐等，都以電腦面板內建各式食譜的烹調程式，加溫度數、烹煮時間都精準地如分析DNA的生物技術一般，只要把生鮮食材洗淨切好放進鍋爐裡，甚至有調好味料的生鮮包，只要倒入鍋裡，按個鍵，等待時間即可出爐享用。不會失敗的標準化，人人都可以是大廚。那些大火小火的掌控、爆香時機、下料酒、熗醬油的步驟都被規格化，那些我們崇敬的、師徒之間傳承的廚藝和祕方，或是每戶人家代代相傳的的手藝，或許終有消失的一天。總以為生物演化需要歷經幾百萬年的歲月浸潤，現在的演化進度跟出新款手機一樣快速，讓人措手不及。

關於鍋具

跟露營一樣，新手剛開始入門會先租帳篷、鍋具、睡袋，之後再依個人需求陸續添購配備。烹飪的過程其實也是這樣，一個加熱的熱源（瓦斯爐、電磁爐、微波爐、電鍋、電火鍋、電湯匙）搭配一個合適熱源的鍋子，一副餐具，一人廚房就可以開張了。

在我結婚的最初，兩人小套房的廚房裡只有一個大同電鍋、一個平底的電火鍋和一個湯鍋。大同電鍋用來煮飯、煮一鍋綠豆湯；平底的電火鍋炒菜、煎蛋；湯鍋煮簡單的湯麵或燙青菜。

從單身到結婚，廚具也跟著升級。之後，夫妻倆工作幾年、或許擁有了幾個孩子，成為更具規模的家庭，這時我建議最好採購一個有預約功能的電子鍋，在上班前可預約煮飯或燉煮一鍋湯。為了加速烹調，熱源可使用瓦斯爐的明火加熱，添購一個可煎可炒的平底炒鍋。若經濟允許的情況下，再加一個烤箱或氣炸鍋，或是水波爐，以上三選一即可，更增加烹調方式的多元性。蒸烤的方式是利用水蒸汽的熱和烤箱的熱度，讓食材在不脫水的狀況下同時保持內部濕潤且表面乾脆，也不用一直得顧看爐火，烹調過程是安心的。

在經濟狀況和居住狀況的限制下，購買廚房配備前，我會確認所有的器具至少具備三項以上的功能，我才會出手購買。例如：我不會同時買一個中式炒鍋和一個平底鍋，而是買一個有深度的平底炒鍋，就可以炒菜、煎魚、做壽喜燒和煎蛋餅。湯鍋可選擇具備不沾鍋的功能，這樣炒炸醬、做咖哩雞、麻油雞之前的爆香或炒肉的步驟便可以一鍋到底。

關於食譜

市面上的食譜書五花八門，有時候踏進書店之後便如陷入泥淖般難以抽身，總覺得這本書的菜很簡單煮，另一本書的圖看起來好好吃，那本的餐桌擺盤好美，便當書也不錯，剛開始下廚的新人，野心總是大得可以吞掉大象一般。買了食譜書回家後，發現這道菜需要三種香料、那道菜需要四種特殊調味料，再下一個章節的菜餚則需要特殊的鍋具設備，家裡什麼調味料都沒有，還要添購一堆可能都用不太到的鍋具，實在太花費心力和金錢，於是便把食譜書闔上，最後的命運就是送人或是資源回收。

我的建議是，挑食譜不要好高騖遠，**優先挑選和你自身日常生活的飲食習慣相近的**，像是一個人常常自煮一鍋食，鍋物料理的食譜便適合當下的你；倘若家中孩子還在學齡中，川菜之類的食譜就不適合，可挑選日式的味噌、鹽麴、海帶的調味或義式風味多香料少醬料的食譜；像我的孩子喜歡吃蒸熱的便當，因此我便不會採購冷便當或涼拌類的食譜。

等到在廚房建立成就感，對於食材的特質和火候的掌控都稍有手感時，便可以在不同食譜中做變化，像是醬料的規則都大同小異，三杯、糖醋、紅燒、醋溜等，都可以嘗試在不同的食材上。比如，我自己常做的三杯雞調味料，也用來做三杯杏鮑菇和三杯中卷，使餐桌的變化更加多元。

關於調味料

調味料的部分依照個人的喜好，從中式調味的「鹽、糖、醬油、沙拉油」為起點，慢慢添加「番茄醬、醋、胡椒粉、蠔油、麻油、甜麵醬、豆瓣醬、沙茶醬」，然後發展日系調味「味醂、鰹魚粉、柴魚湯包、咖哩粉」等。再進入到義式料理，這又是另一個多種香料的門檻，像是英國名廚傑米．奧利佛（Jamie Oliver）建議的卡疆粉、肉桂棒、茴香籽、番紅花、百里香和奧勒崗葉等。

因此我**在採購任何調味料之前，我都會思考一下，這瓶調味料可以應用在哪些菜裡面？每次用量是多少？多久可以用完？保存方式是什麼？**最後確定我可以在保存期限內用完，我才會購買。

關於時間分配

在時間分配的規劃是這當中最複雜的，有些思考在進廚房之前、有些則在進廚房之後的工作時，事前的規劃當然是重要的，例如，在前一晚睡前或早上出門上班前，將晚餐要食用的魚或肉從冷凍庫移至冷藏室退冰，要烹調前再用冷水沖一下包裝袋，就能完全解凍了，此時不論是煎煮烤，都可以在三十分鐘內完成。

進廚房後的節奏

先做烹調時間較長的食物：例如我家的電鍋煮飯需要四十三分鐘，是所有菜式中最耗時的，所以進廚房洗手之後，一定先洗米煮飯。按下電鍋的那刻起，所有動作都開始倒數計時。如果需要煮湯，就在爐子上煮一鍋水待用。

其次做醃製與燉煮：我會在洗完米之後接著處理需要醃製或燉煮的料理，像是我常做的鹽麴烤松阪豬、紅燒豆腐、味噌烤魚、番茄炒蛋、咖哩雞等，鹽麴和味噌需要時間入味，我希望豆腐可以入味、炒蛋可以充分吸收茄汁，就會優先處理。在等待食材醃製或悶煮時，我便可以清洗蔬菜或是陸續善後廚房的清理。

最後才做烤煮炒熟：肉類或魚類的抓醃約需十~二十分鐘，進烤箱後約二十分

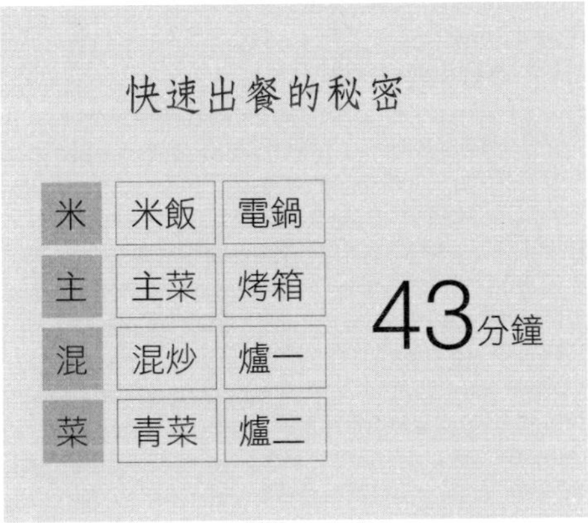

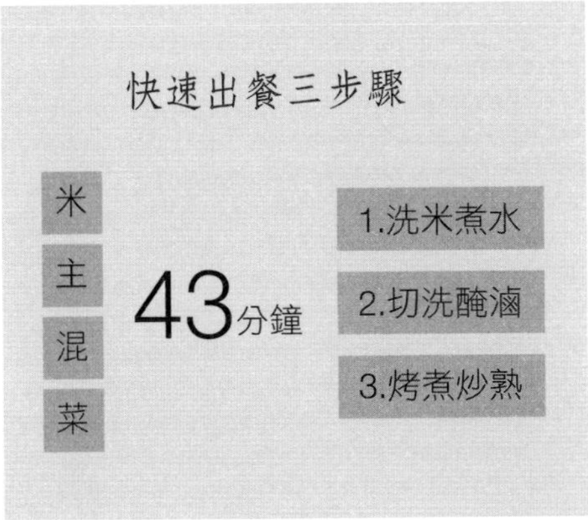

鐘即可完成；醃製二十分鐘加上烹調二十分鐘，差不多可與米飯同時完成。等待烤肉時花五分鐘炒菜，完成裝盤後，還有餘裕的時間可以清洗鍋具和水槽。

四十三分鐘到，飯煮好了，燉煮的菜餚和熱呼呼的青菜也上桌了。

廚房裡的食材與調味料繁瑣，面對複雜的事情需要系統化的分析與管理，唯有利用不同的料理工具、不同的調味方式、理解食材的特性，依照烹調所需時間一一切割，才能在同時間同步調地快速完成。大家不妨試試看。

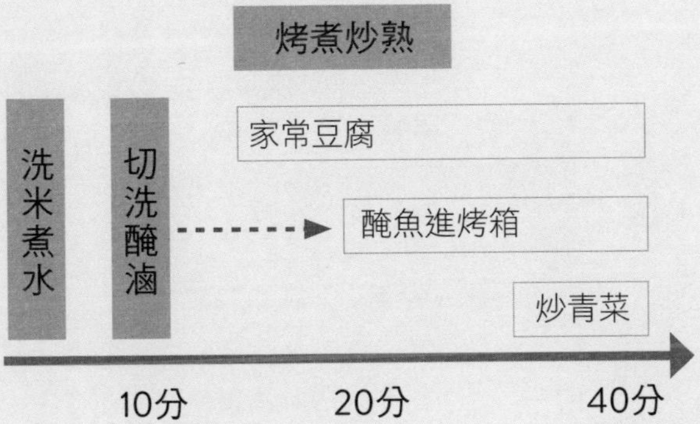

時間分配參考：晚餐組合一

主菜：烤鮭魚（用水波爐或氣炸鍋）。
混炒菜：家常豆腐。
青菜：炒菠菜。

先洗米煮飯，之後炒絞肉、燴豆腐，讓豆腐有時間小火煨入味，接著醃魚、清洗菠菜。烤魚需二十分鐘，所以在飯煮了二十分鐘後把魚放進烤箱，飯快煮好時開始炒菜（約十分鐘前），這樣所有菜餚便可同時熱騰騰上桌，開飯了！

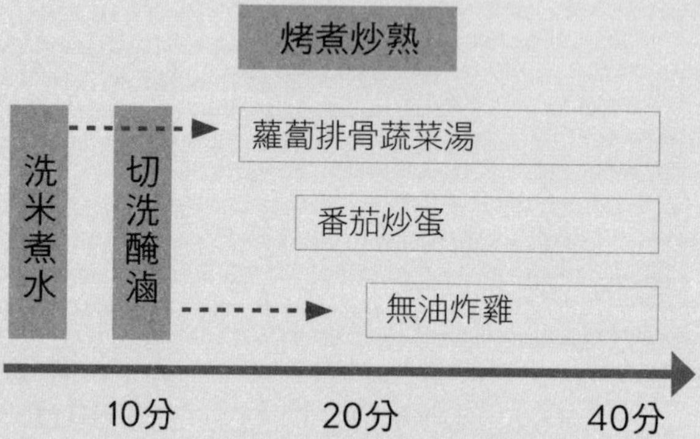

時間分配參考：晚餐組合二

主菜：無油炸雞（用水波爐或氣炸鍋）。
混炒菜：番茄炒蛋。
湯品和蔬菜：排骨蘿蔔蔬菜湯。

先洗米煮飯。起湯鍋煮水先川燙排骨的血水，再另外起鍋煮排骨湯。湯滾後放入白蘿蔔塊，煮滾後小火煨煮。接著處理無油炸雞，以炸雞粉抓醃即可；炸雞需二十分鐘，所以在飯煮了二十分鐘後把雞肉放進水波爐或氣炸鍋。之後處理番茄炒蛋。等待炒蛋在茄汁中用小火煨煮入味時，清洗菇類和蔬菜，待上桌前再放入湯鍋，所有菜餚可以一起完成。

21／從產地到餐桌的意義

在全球化的脈絡下，所謂在地的意義是什麼？不知道從什麼時候開始，不論在營養教育的倡議上或身為家庭主婦的工作中，我常常聽到「從產地到餐桌」這個名詞，大家小時候跟阿嬤或媽媽在菜市場買的就是產地來的菜，回家煮了就在餐桌上吃，沒特別思考過「產地到餐桌」，是自然而然不需要特別解說的過程。近年來因為台灣食安風暴和多次農產品被驗出農藥過量的事件，使得大家人心惶惶，「哪裡買菜」、「如何洗菜」，這些從前再簡單不過的事情，現在卻成為主婦最關心也最擔心的事。

從採購端來討論，因為我是職業婦女也肩負養育孩子的責任，忙碌的生活節奏使我習慣使用科技工具，因此當十年前電子商務開始興起時，我就在網路上買書、訂票、採購各式各樣的生活用品，包括食材。所以，當台灣消費者只要打開瀏覽器就可訂購自己喜歡的水果時，我很自然地就接觸這些新型態的消費模式。我是早期的生鮮電商使用者，例如吉甲地好市集、愛上新鮮、厚生市集，熊媽媽買菜網、永齡農場、新合發等各式各樣直接跟農夫或漁民購買的網站與服務，我都曾經使用過。

台灣以農立國，但從一九八〇年起不斷發生的食安風暴，在消費者心中不斷累積陰霾，二〇一四年頂新味全集團旗下的正義公司前處長，將飼料油謊稱食用豬油賣給正義公司，使得正義公司旗下的「維力清香油」、「維力香豬油」、「正義香豬油」等油品皆混充飼料油。這些都是家庭主婦常使用的油品。這個事件重創台灣民眾對政府能幫民眾把關食品安全的信心。既然無法信賴政府與廠商，不如信賴自己。就直接跟農夫買吧？電子商務的便利加上食安風暴，讓我們很自然地接受「產地到餐桌」這樣的概念。

再者，「產地到餐桌」代表資訊透明、食物安全可靠。在支持小農的背後似乎也暗示著消費者支持的土地倫理與消費正義。每年總有幾個月，我和身邊的好友會不約而同團購各式農產與生鮮，像是荔枝、芒果、無毒蝦、鰻魚等。每天要做便當的我，食材的採購是日常。希望自己的家人可吃到好的食材，也希望辛苦的農人和漁民有好的收益。我想，許多信奉從「產地到餐桌」的朋友應該也是跟我抱著同樣的心情。

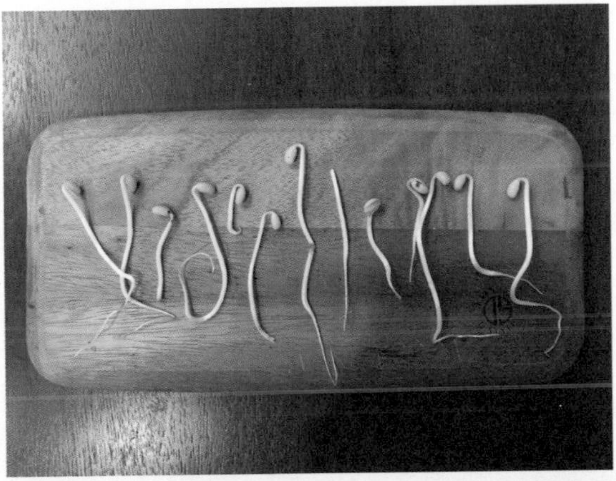

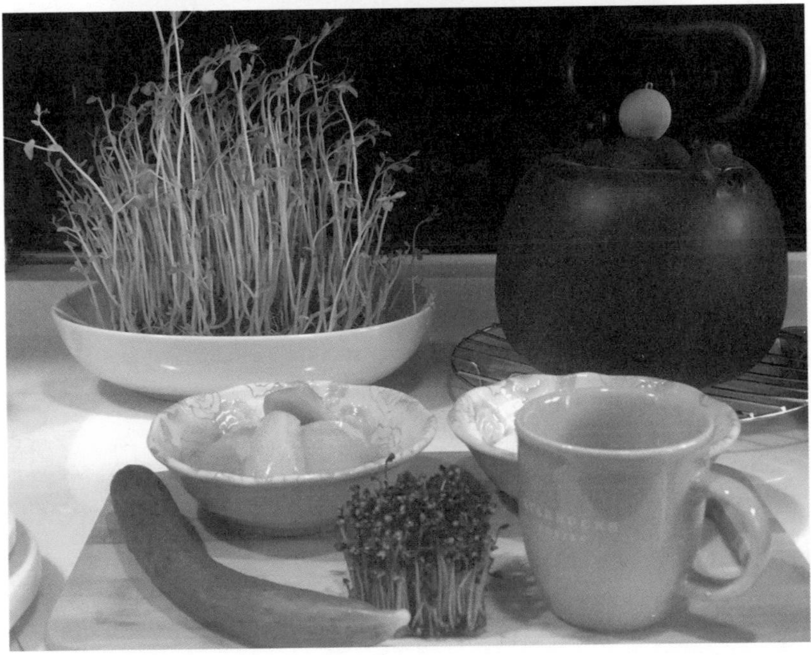

我們沒有看見農夫和漁民，卻在各式各樣的網路平台上採購所需。直到二〇一七年美國最大的網購Amazon買下最大的有機連鎖通路Whole Food，這代表著我們已經邁向不同農業的經濟市場，這些都影響著我們吃進嘴裡的每一口食物、我們的日常三餐。

這幾年的使用網購買菜經驗，讓我對所謂「產地到餐桌」有些新的理解：

1.不該把食品安全與可靠生產寄託在農友的道德良知

我相信每一位農友對農產與土地都有熱切的情感，也願意誠實用藥並注意生產環境。但每次我收到品質、大小不一的食材時，我心裡不免會想，究竟有多少朋友願意長期跟我一樣使用這樣的食材？

記得前年到日本參訪日本的生鮮電商Oisix，國際部的社長告訴我們，Oisix有一整套的生產管理系統來協助農友。像是如果農友依循Oisix的生產規範，Oisix會收購所有的農產品。如此可以確保生產規模化與作物品質可以畫上等號。我們參觀Oisix的實體店面，所陳設的蔬果，外觀是美麗的，價格是合理的。日本做到了，台灣呢？台灣是島國，雖然沒有大片農作種植面積，我對台灣的研發潛力是充滿信心的，只要需求在，相信我們也可以做得到。

2. 方便取用的食材，就是在地食材

台灣不產櫻桃，如果孩子喜歡吃櫻桃，我們需要因為吃了進口櫻桃而內疚嗎？我認為不需要。台灣有太多食材須仰賴進口，在便利的全球貿易網絡下，我們可以取得世界上許多地方產出的食材，也不用因為添購進口食材而覺得對不起在地小農。我認同產地到餐桌背後對資訊透明的要求，但不覺得需要有一層無形的道德束縛。

我們無法隔絕與世界的互動，我買了巴西進口的大蒜，日本人也買台灣農人生產的優質芒果。朋友聚會時煎烤的美國牛肉，喝的紅酒，都是進口的食材。如果「吃在地用當令」成為一種道德束縛，我覺得是脫離生活現實的。**在地，就是以你取得方便為判準。當令，就是可以從你冰箱拿出來使用的食材**。我們理解歲時節令的傳統農業智慧，但我們也是活在二十一世紀的現代人。

農業生產是龐大的議題，涉及政府的國土開發的政策、農地土地取得、生產技術、育苗管理、冷鏈物流與市場需求的複雜互動。身為營養師與家庭主婦的我，理解自己的能力與知識的邊界在哪裡，並不是反對直接跟農友採購，而是想讓大家知道我們面對的現實是什麼。如前面所說，不要把食品安全寄託在農友的自主管理。

我們也不要把可持續的農業生產寄託在小農與民眾的消費力，那是政府的工作。我可以自己孵豆芽、讓豆苗採收後留根再種一次，但都只是生活中的小樂趣而已。

你今天的餐桌有什麼食物？不論我們吃了什麼，都該好好珍惜。不浪費，不剩食，都是上蒼的恩典。

22／家庭實驗室：發酵的魔法

在大三時候選修一門「發酵學」，老實說課程內容忘得差不多了，只記得老師教我們每個人做了一瓶優酪乳。老師已事先買好乾燥的乳酸菌粉，上課時分給我們，讓大家各自去買一瓶一公升的鮮奶，回家後將菌種倒入牛奶中、搖勻，放在冰箱後面。因冰箱後面的溫度比室溫高一些，可促使發酵作用，十二至十四小時之後便完成了。

印象中那瓶優酪乳非常酸，後來我送給崇尚健康飲食的二姑姑，她一邊吃一邊稱讚著，讓我覺得很不好意思。

後來在食品加工的實驗，老師又教了我們自製酒釀。洗好米，蒸好飯，平鋪在用沸水煮過、殺菌乾淨的不鏽鋼盤內，將米飯拌入米麴後，分裝在滅菌的玻璃瓶內，放入發酵箱裡作用兩天，我們就各自領回。

甜酒釀蛋花湯圓是我童年時候最愛的食物之

一，不過有些同學不敢吃甜酒釀，老師便帶著我們用生辣椒和甜酒釀打了辣椒醬，那是我吃過最香醇美味的辣椒醬。

有生命的麴菌在蒸熟後的穀類或黃豆繁殖後會產生「酵素」，這些酵素沒有生命，但有分解蛋白質和澱粉的「活性」，所以米飯中的澱粉會被分解成葡萄糖、黃豆裡的蛋白質被分解成胺基酸，成為我們熟知的醬油、納豆、鹽麴等製品。

有生命的酵母菌和酵素大不相同，常常被人搞混。酵母菌會利用小分子的葡萄糖，產生酒精、二氧化碳和有機酸。這個發酵過程製造了酒釀、米醋、泡菜、麵包和酒類等製品，讓食物的風味更加多元。在食品工業中，這些利用微生物（黴菌、乳酸菌、酵母菌等）分解穀類、大豆的過程便是大家所熟知的發酵作用。

好菌作用後產生人體需要的物質的生化法反應叫「發酵」，對人類沒有好處的反應叫腐敗。做菜用的料理酒，餐桌上的葡萄酒或啤酒也是發酵後的產物。

發酵食物與人類的飲食歷史息息相關，也是保存食物的方式。不同微生物的作用產生了不同風味的食物，不得不佩服先人的智慧。

1.穀類發酵：米酒、啤酒、酒釀、饅頭、麵包與米醋等。

2.豆類發酵：臭豆腐、豆腐乳、豆瓣醬、味噌、納豆等。

3. 蔬果類發酵：泡菜、酸菜、福菜、菜乾、酸黃瓜等。

4. 蛋白類發酵：起司、優酪乳、魚露、蝦醬、生火腿、鹹肉、臘肉等。

5. 發酵飲料：優酪乳、果醋飲、發酵茶飲等。

我自己很喜歡用豆瓣醬炒炸醬、煮海帶芽味噌湯、自製優酪當作孩子們的點心，也很喜愛鹽麴入菜。鹽麴的成分包含米麴、鹽和水，相較於食鹽的鈉含量低，還帶有淡淡的甘味。日常方便食用的發酵食品還有優酪，很推薦大家自製優酪。用市售的優酪留一些當菌種或是買乾燥的乳酸菌均可，在帶著自己的孩子親手做優酪的過程中，還可以順便跟孩子說明以上關於發酵的故事。

以下提供幾道平常在家可以自己處理的料理，以及優酪的製作方式。

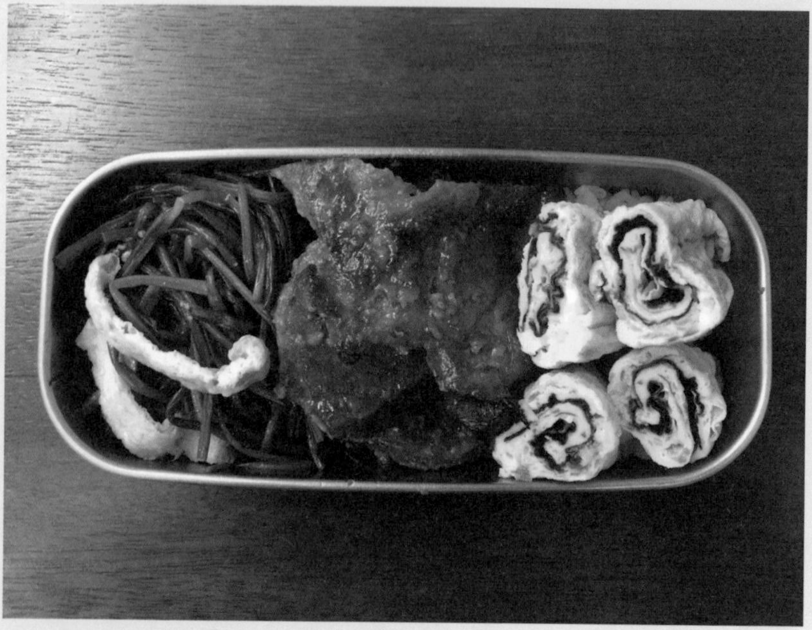

鹽麴蜂蜜豬排

作法

1. 八片梅肉排以醬油5匙、蜂蜜3匙、鹽麴2匙抓醃10分鐘。
2. 水波爐預熱10分鐘。
3. 肉排進爐前以麵粉抓沾一下，以肋排模式烤24分鐘。
   肉排經鹽麴的軟化，不用打拍就多汁又嫩很好吃。

蔬果早餐飲

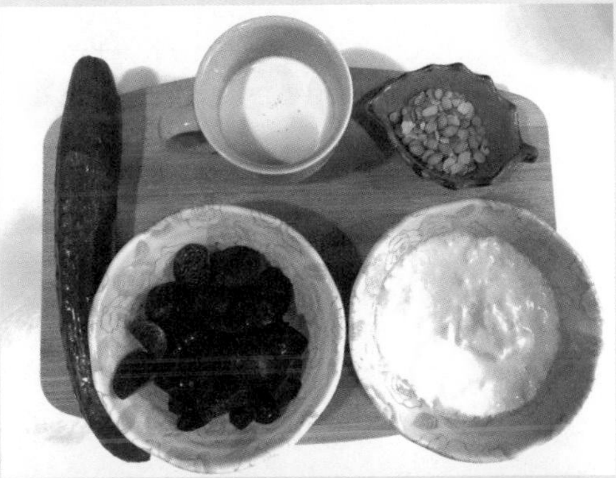

小黃瓜1根25大卡、櫻桃10顆60大卡、優酪100公克65大卡、南瓜子10公克45大卡、濃豆漿100公克50大卡，總共245大卡。

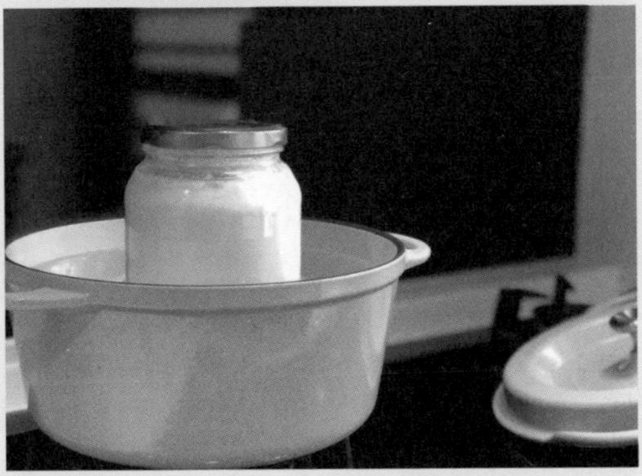

自製優酪（夏日做法）

作法

1. 半杯的優酪。
2. 取一個乾淨的一公升玻璃空罐，放入一公升鮮奶，以隔水加熱至攝氏45度後「關火」（摸起來像發燒那樣不燙手的溫度）。
3. 將半杯優酪拌入溫牛奶，攪拌均勻後加蓋，置於隔水鍋內等待六～八小時即可。

冬日時候因為室溫較低，菌株作用較慢，因此可以使用小的悶燒鍋。同樣以內鍋隔水加熱的牛奶，拌入優酪之後放入悶燒鍋保溫即可。

23／餐桌教養與記憶

週末或是週五晚上，在忙碌一週之後，有時我會暫時放下廚房工作，帶著孩子找一家安靜又清爽的餐廳吃飯。我們家很常去一家餐廳，在高中生才兩歲的時候開張，她從坐在兒童椅上乖乖地拿著筷子吃麵到現在，都有了二個妹妹。老三小班生很喜歡吃餐館的招牌點心炸茶葉，尤其沾了綠茶椒鹽特別美味。有次小班生拿了一片沾了椒鹽，咬了一口，又再沾了一次椒鹽。高中生大姊看到了馬上出聲阻止她，小班生一臉不解地反問為什麼。大姊說：「妳很髒唉！」小班生更不服氣了。

我本來在旁邊納涼吃飯，或許是因為年紀稍長才生了老三，常感覺自己像是阿嬤帶孫那樣包容與溺愛小班生。反而是姐姐們常提醒我說：「媽，妳以前不是這樣的」、「媽，以前我們要是這樣早就被揍了」。

看著姐姐已經開始教訓小班生，阿母趕緊拿出教養魂出來主持正義，我是這樣說的：

「公用的調味料是大家一起用的，妳咬了一口的茶葉上面有妳的口水，又來沾椒鹽粉，大家不是都要吃妳的口水了嗎？我們是一家人比較沒關係，但如果和別人一起吃飯是非常不禮貌，也是很討人厭的事啊！」

「小孩子不應該吃太多的調味料，對腎臟不好，也會長不高唷！輕輕沾一次、有味道就好，也才吃得到食物的原味。」

我知道小班生聽懂我的話了。媽媽堅持的地方還有：吃飯吃麵喝湯不可以有聲音、手肘不可以打開，也不可以壓桌、不可以用筷子翻菜、飯後不可以吸牙。在外用餐時，服務人員上菜加茶要說「謝謝阿姨、謝謝叔叔」，不可以杯盤狼藉，魚刺、骨頭、蛤蠣殼和用過的紙巾都該略微收拾，剔過牙的牙籤更不可丟在桌上，套回原來的袋子或包在紙巾裡才不會刺傷服務人員，也讓別人好整理。

記得有次晚上的會議，大家邊吃便當邊開會，我旁邊的與會者吃完便當後，先是以茶水大聲地漱口、接著剔牙吸牙，再漱口、再剔牙吸牙，這樣反覆五輪之後，他就把牙籤丟在會議桌上，沒多久便拿起包包提早離席，留下一桌狼狽。

我很想問他：「沾了您牙齒的殘渣唾液的牙籤，您是希望工讀生徒手幫您拿去丟嗎？還是您有更好的建議呢？您稀哩呼嚕把會議室當作盥洗間，人生一甲子的應對進退是到了什麼境界呢？」

沒有什麼事情是理所當然地被服務，人與人之間就是一個尊重。讓服務人員安全地、愉快地上班，也是身為顧客的我們可以做到的小事。我這輩中年人，除非家境特別優渥，不然小時候少有上餐館的機會，現在日子好了，餐館也多了，不論是家宴或社交場合，孩子們有太多的機會和我們一起在外用餐，倘若我們沒有把握每一次與孩子同桌共食時把教養給孩子，未來他們會成為多麼狂妄自負的樣子呢？

中年的我已然成為愛管閒事的大嬸了。有次鄰桌年輕的母親讓孩子穿著鞋踩在餐廳的沙發上，兩歲小孩沿著連通的沙發座椅一路踩到我的身邊。來回五次之後，我終於忍不住提醒她該幫孩子脫鞋子。

在出聲勸導她之前，我觀察了好一陣子，看到這孩子不時地爬上兒童座椅的桌面，甚至沿著兒童桌爬上大人的餐桌，他父母顧著跟同桌的友人聊天，有時制止他一下，但未好好教導他，還不懂事的孩子愈探索愈有趣，最後就拿著叉子在沙發上、在餐廳裡奔跑，還一度蹲在路中間差點絆倒上菜的服務人員。

家裡的高中生大姊打從學會坐著吃飯開始，我就堅持她在餐廳必須坐兒童座椅。她兩歲多時，曾經趁著爺爺姥姥在場，試圖在吃飯時以哭鬧耍賴逃脫，只落得被我帶出餐廳，等她哭完，冷靜之後才能再進去吃飯。這當中爺爺姥姥試圖來救

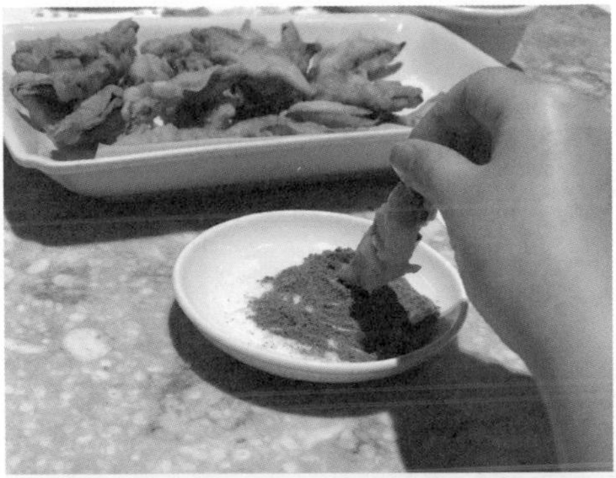

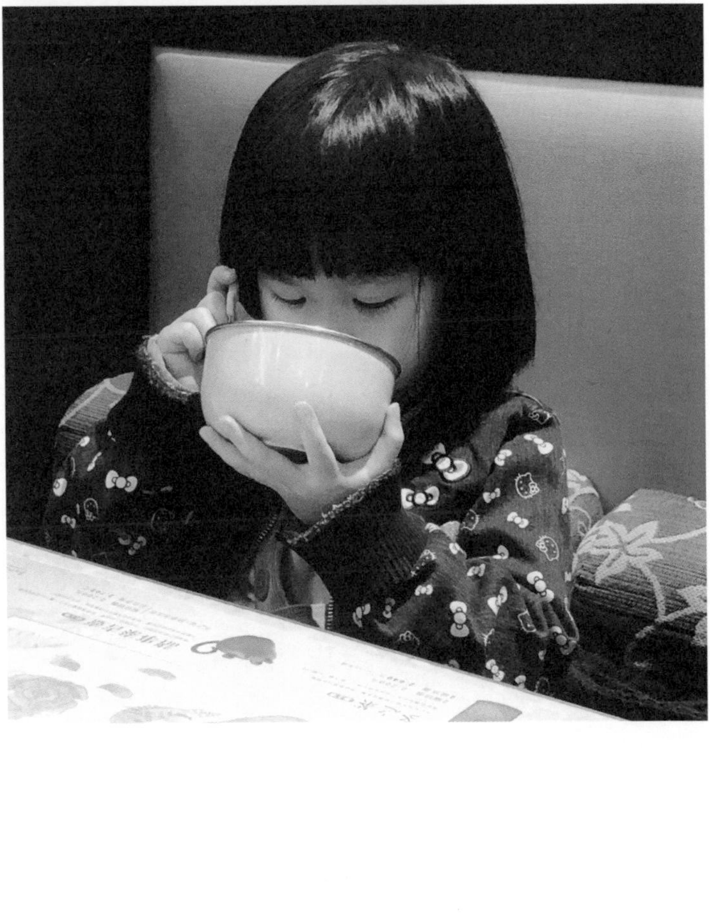

援，一樣被我請回座位。我猜我爸媽應該忘記以前他們是這樣教我的：吃飯前，要先去房間請奶奶，等奶奶上桌舉箸開動後，大家才可以夾菜開始吃飯；吃飽要先下桌寫功課，也必須說：「大家慢吃，我下去寫功課了」；等奶奶吃完飯，大家都下桌了，我們小孩還得放下功課去廚房收拾餐桌。這些近四十年前的規矩和記憶，我依舊記憶猶新。

或許時代在改變，不再需要這麼多繁文縟節，但我依舊堅持的理由有幾個：

1.安全：餐廳人聲鼎沸、熱湯熱菜滿天飛，個子小又搖晃學步的孩子不在大人視線中，要是絆倒送餐人員讓熱湯澆淋到孩子，是誰都無法彌補傷害的後果。

2.還是安全：一、二歲的孩子拿著幼兒叉子、穿著鞋在軟沙發上走路，一不小心跌倒，叉子一個差錯落在眼睛、口腔上，都是致命的傷害。

3.不可取代的安全，加上飲食習慣：固定坐位、餐具進食，有助於孩子對食物的認知、進食的訓練，也可以避免噎食。

安全很重要所以講三遍。

4.禮節：自己的孩子最可愛，自己孩子的屁都是香的，但孩子的鞋子是髒的，其他的客人沒必要忍受或清理被陌生孩子弄髒的坐椅。另外，自己孩子的哭鬧不用

> 餐桌不只是攝取熱量維持身體活力的地方，
> 餐桌也是一個人的人際素養養成的殿堂。

分享給全餐廳的人，讓孩子轉換一下環境和注意力，有助於情緒的穩定。

5. 教養：請清理自己孩子弄髒的餐桌。餐廳雖然是服務業，顧客也需要尊重別人。父母帶頭清理，孩子看著自然學會用餐禮節，在家吃飯也能夠一起做家事。在家裡要保持乾淨不代表去餐廳吃飯就可以恣意弄髒別人的地方。

我一直認為，有好父母才會有好孩子，一日三餐、一年一千多餐，在孩子二十歲成年離家之前有兩萬多餐，其中有三分之一會在學校度過，但我們還能夠把握剩下的三分之二，每一餐都將是我們與孩子共同構築的回憶。在這個過程中，孩子還小的時候，我們可以在餐桌上和孩子聊食物、給他們規矩；孩子漸長，我們以身作則之外，可以和孩子談我們的工作和人生。

在手機、平版普及的時代，我最擔心的現象是，除了在餐廳哭鬧亂跑的孩子之外，還有另一群被手機餵養的孩子；有一邊看影片一邊被餵飯的孩子、有父母自顧著吃飯、有自己吃飯看影片的孩子，這些孩子表面上看似安靜乖巧地坐在椅子上、沒給別人添麻煩，卻是另一個恐怖的開始。從營養科學的角度來看，研究顯示學齡前孩子的生活習慣、睡眠時間和螢幕使用的時間，都是影響孩子未來是否肥胖的危險因子。

食之無味，我們吃了什麼？跟誰吃了飯？都不再重要了。孩子的靈魂被螢幕後面的魔鬼吸走，便再也叫不回來了。

24／廚房的節奏

生活當中有許多節奏需要事先安排和練習，包括在廚房的工作也不例外。廚房的工作需要事先安排，尤其需操作水和火的工作流程，更加需要小心。在家中，最危險的地方就是浴室和廚房，是發生燒燙傷、切割傷、跌倒等意外事件的主要場所。

廚房的操作尤其需要小心，第一是操作過程中要避免意外事件的發生；第二要預防食物中毒的意外。

要預防第一類意外事件的發生，便需要事先思考自己的工作流程，包括廚房位置的設計、鍋碗瓢盆的擺放、酒和油之類易燃調味料的位置。我們常看到很多主婦的廚房把很重的鍋碗瓢盆放在高處，雖然踩個板凳便可以輕易拿取，但在烹調時一邊要顧爐火一邊要拌炒，難免手忙腳亂，甚至在收拾時沒有疊放好，一打開櫥櫃就不慎被鍋盤砸到，或鍋盤掉落在熱鍋中，都會導致嚴重的燒燙傷。另外我也看過很多廚房為了節省空間把調味料架設計在瓦斯爐邊，乍看之下整齊美觀，但真正進入這樣的廚房，試想一下：倘若沙拉油或米酒一不小心傾倒或是被瓦斯的火焰引燃，後果是多麼難以收拾！

有主婦問：廚房就是需要這麼多器具啊！不然要擺哪裡？

我想請大家仔細盤點一下，家裡餐具的數目？有多少餐具是天天會拿出來用？會不會常常失心瘋看到漂亮的杯子、碗盤就想買？我的建議是：**進餐使用的碗盤、筷子、叉子、湯匙，以人口數乘以二即可；裝盛菜餚的大盤，以平日餐桌會供應的菜色乘以二，也已足夠了**。

例如每天晚上的菜色是：一個主菜、一道拌葷素和一道青菜，櫃子裡準備六個大盤即可。在節約空間的考量上，我建議先買有深度的盤子，這樣不論有沒有湯汁的菜餚都適用，也適合裝水果。如果每週在家開伙不超過兩次、一年在家請客不到三次的，超過這個數量的餐具都是徒占廚房空間、阻礙工作甚至妨害安全的。

要預防第二類食物中毒意外的發生，注意的流程就相當多，在食品營養相關科系是用一整個學期來教授學生們食品衛生與安全的知識技能。大家常常以為食物安全的關鍵在烹調製備的時候，而往往忽略了以下三件事：**計畫性的採購、採購的路線和運送、到家裡的冰箱管理和保存**。這三個環節都是關鍵，這三關都安全了，才能確認最後烹調的是安全食物。

計畫性的採購

以都市採購的習慣來說，三五步一家便利商店、兩條街一個生鮮超市、每個城市至少三個大型量販店的商店密度，實在不用太擔心會買不到菜。把超市的冰箱當作自己家的冰箱，不但省電又省空間，不必買過量的食材塞滿自家冰箱。事先計畫性的採購，像是採購前先確認自家冰箱和食物櫃的存貨、列出清單，落實採購計畫，便不會買過量或是放到過期而忘記。

採購的路線和運送

超市的擺放路線通常是常溫的蔬菜、水果到冷藏或冷凍區、肉類、豆製品、乳製品和海鮮。如果當次採購會一併買衛生紙、調味料、洗碗精等，當然要優先挑選常溫物品，最後再拿冷藏冷凍櫃中的食材。

在炎熱的夏天中，如果大賣場離家的距離開車超過十分鐘的路程，我強力建議攜帶保溫（冰）袋，而且回到家第一時間就立刻冰存。冰箱管理是一個繁瑣的過程，請參看p152「冰箱管理」章節。

製備避免交叉污染

避免交叉污染最重要的原則是，熟食包括立即可食的生菜沙拉類、水果、煮熟的菜餚、打開即可食用的罐頭食品等。為避免交叉污染，可以用環境區隔原則，例如不同的砧板、不同的水槽、分開的工作檯面。但家中的空間有限，我們可以用時間順序來區隔，從蔬果類、肉類、蛋類、魚貝海鮮類。每一次處理結束後都先清理水槽中的廢棄物，並且用洗碗精刷洗槽，避免蔬果上的沙土污染到肉類，或肉類的血水污染雞蛋和海鮮。每個步驟之間都應該用肥皂徹底洗手。

在容器的部分，裝盛熟食或即時食品的容器務必乾燥。舉例來說，今天要製備一杯時下流行的生鮮蔬果飲品，需要用到果汁機或攪拌棒，但在我擔任評審的過程中，尤其是果汁比賽、茶飲調製比賽、或是在學生實驗課的習作過程裡，都發現致命的錯誤，包括：果汁機用自來水洗完後，還殘留著生水便直接使用、砧板用自來水洗過後，沒擦乾就直接切水果或生菜。

為什麼我要特別提醒這個小細節呢？我們在醫院製作流質灌食時，固定將樣品送檢，發現攪拌機打過的湯品或果汁含有過高的大腸桿菌，一一確認工作流程後，察覺危害點是清洗後的攪拌機內有殘留的自來水。後來我們將洗好的攪拌機固定用

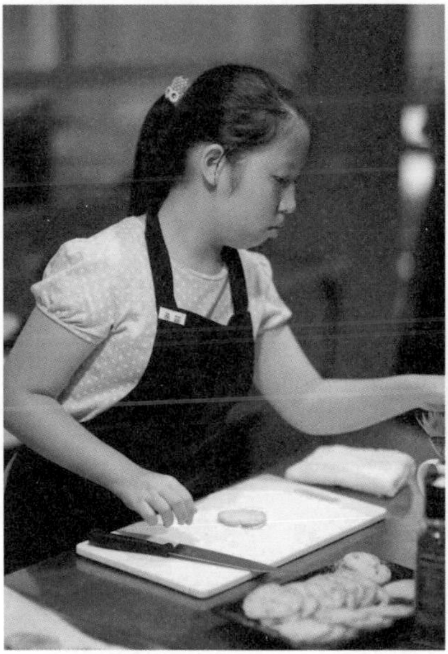

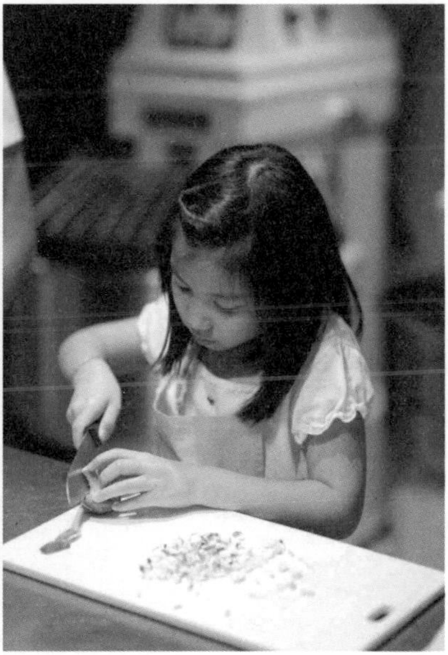

每個需要下廚的人都是廚房經理人。
聰明的生活並不難，把自己當聰明的經理人，
用這樣的思維去管理與維持自己的廚房，
我相信每個人有能力有效率的備餐，
充實又開心的過著每一天。

熱開水攪打後再使用，便解決了污染的問題。

雖然是微小的步驟，但魔鬼總是藏在細節裡。

剛進廚房的新生也不要因為這件事而嚇壞了，節奏需要練習，不妨今天就試著打杯果汁來練習看看，從洗手開始，生、熟食分開的刀具砧板、乾淨的水果、果汁機、杯具，每個步驟流程都避免生水殘留，便接近成功了。

練習題：

1. 今天要去超市採購（A）衛生紙、（B）鮮奶、（C）可樂、（D）火鍋肉片、（E）沙茶醬、（F）包裝火鍋餃，想像一下你在超市推著推車，你會如何依照順序將這些物品放在推車裡？

解答：A衛生紙→E沙茶醬→C可樂→D火鍋肉片→B鮮奶→F火鍋餃

說明：衛生紙和罐頭沙茶醬是常溫物品所以先拿，罐裝可樂亦可常溫保存，即便從冰箱取出退冰之後再回冰也不會有太大的影響；冷藏的火鍋肉片可以先拿，鮮奶是打開即飲的飲品，因此比肉品更晚拿，而放置的位置可以與冰可樂一起放，避免失溫，最後才拿冷凍食品的包裝火鍋餃類。要注意的是，超市的冷藏肉類常用塑膠盒和保鮮膜裝盛，有時血水會從底部的接縫處滲出，為避免污染其他食物，務必分開存放或是放在提袋的底部。

2. 想像一下，你今天要在自家廚房製作三杯雞、涼拌沙拉筍、番茄炒蛋，請依照一下食材排列處理的順序：（A）雞肉、（B）筍子、（C）大番茄、（D）九層塔、（E）雞蛋。

解答：B筍子→D九層塔→C大番茄→A雞肉→E雞蛋

說明：筍子為蔬果類，燙好之後成為即食品，可先放在保鮮盒內入冰箱冰存；九層塔和番茄是配料，但九層塔的烹調時間較短，加入雞肉拌炒一下就起鍋了，因此建議優先處理。最後再處理肉類和雞蛋。

第 4 部

許一個飲食健康的願望

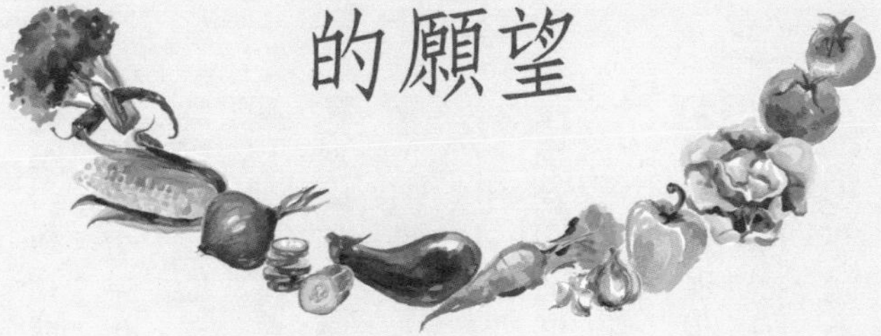

25／為什麼要健康管理

每個世代都有那個世代的辛苦，祖父母輩經歷了戰亂、殖民和族群融合，父母輩是戰後嬰兒潮，經歷台灣的困苦與經濟起飛。而這一代的我們，面臨的是少子化的二十一世紀，養兒防老不再、教育與金融體系撲天蓋地的翻轉，以前外公一份薪水可以養一家人，再靠外婆標會存錢買三棟房留給兒孫。現在就算有數不清的金融商品號稱可以存到未來，但雙薪夫妻要養育孩子又要租屋生存都大不容易，也不復當時那般光景。以前我們相信在學校可以學到面對世界的所有本領，但事實是隔壁便利商店的店員除了會收銀之外，還要能夠調貨、修改、包裝、退換貨、倉儲管理和烤地瓜、煮茶葉蛋、泡咖啡和珍珠奶茶。

現在已不是經營米店靠主動送米、提供客戶服務便可以成為台灣首富的時代了。如同人類經歷農業革命脫離了狩獵採集的生存方式，但務農的工作似乎不比狩獵輕鬆，食物收穫需要等待，人們反而經歷了營養不良甚至患病死亡的風險。看起來科技進步了、醫療進步了、學習更多元了，但幸福好像是隔著玻璃的天花板。這樣的我們還能夠掌握什麼？彷彿又掉進人們「什麼都沒有」的困境循環，就像「沒有小麥→沒有麵包→沒有錢→沒有麵包店」，那樣對未來的信任感崩盤。

我們還能把握什麼呢？

四十歲之後的我開始氣喘，以往吃花生、堅果都無礙的我，在某次感冒將癒的時候吃了一個花生糖後便猛烈咳嗽，以為是感冒未痊癒的關係，吃了止咳藥之後仍無改善的跡象，反而呼吸更出現哮喘聲、咳出透明黏液、皮膚發癢等像是氣喘和過敏的症狀，呼吸愈來愈費力，在前往急診前吃了家裡備用的抗組織胺後才漸漸緩解。

隨著氣喘發作次數的增加，我開始正視與理解老化以一種隱形的姿態在我體內張牙舞爪地存在。除了就醫並乖乖照著醫師指示噴藥之外，也從中醫調整體質著手，針灸、按時服藥，果真減少了氣喘發作的頻率。每次我在吃著苦口的藥粉時，女兒們都不解地看著我，有次她們忍不住說：「媽，妳為什麼願意吃這麼噁心的中藥粉啊？」我吞下藥、喝完水，看著女兒們說：「因為我希望自己身體健康，不要妳們以後有工作有家庭之後，還要擔心有沒有人幫我翻身、拍背、抽痰、推輪椅出去曬太陽。」女兒們一臉詫異。

我有兩年的時間獨力管理醫學中心附設護理之家的營養部門，從菜單設計到廚房管理、從門診照護、呼吸照護病房到三層樓全部失智、失能的住民營養評估和供餐。那兩年的工作時光像是人生的壓縮檔，每一份病歷都像是一部微電影，有子女天天來探視陪伴老爸爸吃飯的溫馨、有五個子女合力出錢讓失智母親住單人房加聘外傭貼身照顧的同心、也有臥床許久的老媽媽讓女兒送入住的當晚便兄弟鬩牆，半夜動員管區員警主張探視權的驚天動地；不論是溫馨或是驚心膽顫，都是因為年老、因為疾病剝奪了一部分的自己，使得家人子女必須也切割出一部分自己的人生，甚至讓子女之間因為財產與探視權而產生了爭端。

「我們養孩子，所以我們老了，他們理應照顧我們啊！」朋友這樣跟我說。

「當然，儒家的孝道如是，但在我生下他的那一刻，我從未期待他應該要拋棄他的人生來照顧失能或失智的我。」我這樣跟朋友說。

因為營養工作的訓練，我知道外食無法滿足全家人的營養需求，所以盡可能地在時間和體力可負擔的情況下，在家烹調為孩子帶便當；我當然知道肥胖是所有疾病的根源，所以我天天量體重並記錄以預防失控；我也知道老化導致的蛋白質流失

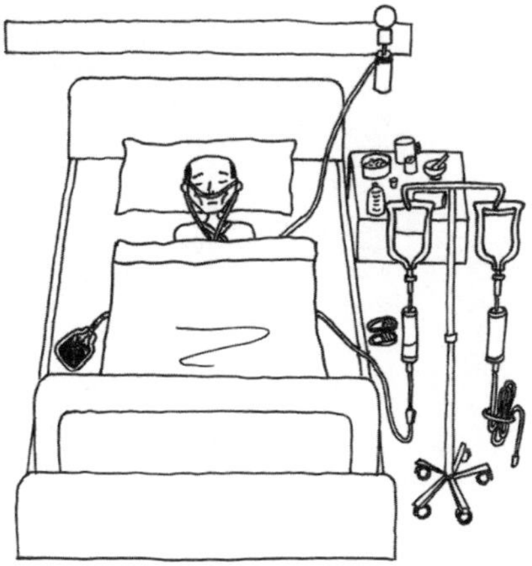

造成的「肌少症」是老年人罹病與死亡的危險因子，所以我重新開始跑步、練習負重運動和阻力運動來建立肌肉量與肌肉強度。

所有的努力，都是因為我不想孩子在人生正好的時候牽掛我、被我羈絆，不要因為我的肥胖導致中風臥床而連帶增加孩子未來的照護成本，也不要因為我的肌肉量不足導致髖骨骨折、大小便失禁而失去生存尊嚴。這是可以經由紀律的健康管理、身型鍛鍊和飲食生活，來預防或降低可能的老年風險。

當我們理解我們生活在前所未有的時代時，面對老年生活，除了盤點我們的經濟能力，也應該從自身的健康管理出發，並重新定義親子關係。

養兒不是為了防老，而是從「防老」的態度來過自己的人生。

26／翻轉教育與外食人生

做營養衛教的時候，外食永遠是熱門的主題，針對上班族每天三餐外食，希望找尋到健康的飲食，也實在不是件容易的事情。外食的定義到底為何？上班族在辦公室吃自己帶的便當算不算外食？在家裡吃買回來的食物算不算外食？外送到家裡的餐食算不算外食？所以，首先我們先來定義外食是什麼？目前在營養調查的相關研究中對於「外食」並無一致的定義，也與研究目的不同有關，依探討飲食行為與健康的關係、飲食攝取的內容與肥胖發生的關係等，才決定研究設計當時使用的外食定義。

目前研究中常用的**外食定義有如下：**

一、**不論在何處進食，食用非家庭中製備或購買的飲食。**

二、**不論食物從何取得，在居家之外的環境中進食。**

三、在家庭環境外進食且非家中製備的食物。

四、外帶食物（takeaway food）亦為外食的一種。

其他被考慮的食物來源，包括自動販賣機、即食食品等。例外的是，在學校或員工餐廳供應的餐食，由於個人對食物的選擇性較低，大部分有營養人員的介入與規範，因此多不納入外食的定義。

也因此如果公司的員工餐廳有營養師管理、孩子的學校午餐是有營養師駐校管理的，在部分研究的定義上便不屬於外食。我自己在與病人討論飲食內容的時候，採取的定義傾向上述定義的第一項，**只要不是家裡製備的飲食就算是外食**。所以上班族如果自己帶便當就不算外食，買滷肉飯回家吃還是外食。

我的好友台大電機系的葉丙成老師曾經幾年每天睡不到四小時，他除了在校的教學行政工作之外，還全台灣到處奔波去演講翻轉教育，一週十場，每場三個半小時，從北到南，很多時候是在高鐵上吃便當、麵包和無糖茶裹腹、甚至是過餐沒吃，只是為了讓台灣的教育能有不一樣的面貌，讓每位老師都能夠樂在教學，每位學生也能夠享受學習。葉老師的生活其實是很多上班族的縮影，我曾經為從事金融業務的朋友們上過幾次課，他們常常接了一通客戶的電話就跑去服務，忽略了自己吃飯時間。為了讓為台灣教育這麼付出的葉老師更健康，在寫這本書的時候，特地詢問葉老師的意見，沒想到他提出的飲食願望竟然這麼簡單：

「我可以給妳我公司附近的地圖，讓妳依據這附近的店做菜單建議嗎？」

老師給了我幾個他平日會購買餐食的店家，包括便利商店、連鎖滷肉飯、連鎖鵝肉麵店和一家公司旁邊的麵館。我聽完大笑，這個其實不太難，連鎖店我好找，便利商店也有很多外食攻略的資訊可以參考，我只想朝聖一下那家麵館。

某天中午我便依照葉老師提供的地址，來到這家麵館。台灣一般麵館大多是類似的，有湯麵類、乾麵類、牛肉麵、水餃、湯餃、餛飩、炒手，小菜有醃漬類的泡菜和小黃瓜，涼拌類的皮蛋豆腐，和花干、海帶和豆乾等加熱滷味。

麵館的外食守則如下

吃湯不吃乾：小時候去麵攤，爸媽都會點湯麵，對於小孩們怕燙的舌頭而言實在是太痛苦了，「為什麼不能吃香香的紹子乾麵呢？」其實父母的想法是「吃湯麵不用另外點湯，比較省錢」。如果去菜市場附近那家會附一碗清湯的麵店，就可以點一碗乾麵。我自己賺錢之後，「吃湯麵比較省」這個原則一直在腦中，後來應用在體重控制上也是可以的。同樣份量的麵條，做成乾麵至少要加兩湯匙（十公克）

的油（至少九十大卡），還會將調味料全部攝取進去；如果吃湯麵不喝湯，便可以減少油脂和攝取過量調味料。

吃小不吃大：以上班族輕量的活動而言，一般麵館的麵條已經相當足夠了，平均起來麵館的麵條大約四～五份（二百八十～三百五十大卡）。如果有大、小碗，小碗約四份（二百八十大卡）、大碗約六份（四百二十大卡）。

葉老師常吃的這家麵館的麵量約是四份（二百八十大卡）。倘若是乾麵拌了油，一碗就將近四百大卡。

吃粗不吃細：如果有寬麵或細麵的選擇，我會建議大家選寬麵。主要的原因有二，第一是，手工寬麵比較有咬勁，可以在不知不覺中增加咀嚼的時間，讓大腦有時間感受到飽食感；再者寬麵條因為接觸面積的關係，沾上油脂和調味料的面積會比等量的細麵少。不要小看這些細微的習慣，每天從游泳池撈一杯水出來，總有一天水池也是會撈乾的啊！

外食不喝湯：剛剛我請大家吃湯麵，現在叫大家不喝湯，是前後矛盾嗎？不是的，其實是真的很慎重地請大家外食少喝湯，因為喝湯是最容易攝取過量鹽的飲食行為。加上我和我的女兒都對味精嚴重過敏，女兒喝到太多味精會在半小時內手部關節腫起來。我帶她吃了葉老師公司附近的麵店的牛肉湯餃，果真還沒到家的路上

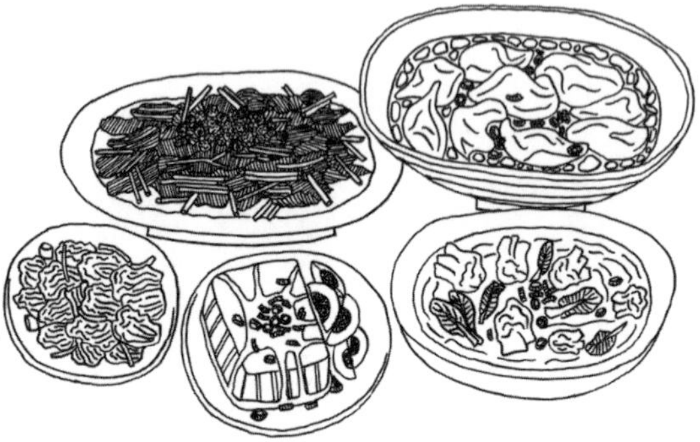

手便腫了起來，我喝了三分之一碗餛飩湯後臉頰也發麻。

必點青菜不加油：因為是去考察葉老師常吃的麵店，點菜時我沒有對店家做其他額外的修正，果真在我的預料之內，燙空心菜上面加了滿滿的油蔥酥，本來只要五十大卡的青菜瞬間變成一百五十大卡，我最後得用餛飩湯剩下的湯稍微涮洗一下才把青菜吃下去。很多外食族常常忽略了燙青菜額外拌入的油脂，反而愈吃愈胖。

麵店點餐攻略

關於麵店，我給葉老師以下幾個飲食建議，這些組合一般外食族也都適用。

一、招牌湯麵（含滷蛋一個、瘦肉兩片）、燙青菜（不加油蔥）、豆乾花干盤。熱量約六百大卡。

二、招牌牛肉麵、泡菜盤、海帶兩條（泡菜和海帶可以換成一盤青菜）。熱量約五百大卡。

三、鮮肉大餛飩湯（五顆）、皮蛋豆腐、燙青菜（不加油蔥）。熱量約五百大卡。

四、高麗菜（或韭菜）水餃十顆、小黃瓜盤。熱量約七百五十大卡。

組合的原則是以碳水化合物（澱粉類）在四～五份以內，至少一份的蔬菜，二～三份的蛋白質來源。上述四個組合，其中餛飩的皮較薄，澱粉量是套餐裡最少的。而水餃餐的熱量較高，原因是水餃較大顆以及手工的餃子皮比較厚實，平均一顆以七十大卡來估算。這個外食守則可以給所有人參考，例如，外食不喝湯可避開高味精餐點。

病人以前常常跟我說，「營養師，給我菜單，我要減肥。」但對於一個不論在教學或是營養工作上都希望「翻轉」的我而言，我更希望大家可以具備的是辨別與評估自己飲食的能力和素養。上班外食族的朋友們，若去麵館可以試著以上述的五個原則來點餐。

27/抗癌飲食與棒球人生

認識我的人都不太相信我是一個內向木訥的人，幼稚園中班的時候擔任畢業典禮的在校生致答詞，每天中午被老師帶到樓梯間背演講稿，那是我初試啼聲，第一次上台說話的經驗。接著國小到高中的階段，因為國語標準、聲音還清亮，說話也還算有條理，因此被派任過幾次演講比賽，但都因為太緊張、太放不開，成績表現並不亮眼。人生就是這樣，失敗幾次之後便開始懷疑自己的人生。

雖然在醫院做過不少衛教課程，在學校兼課教書，在醫院外的企業或社區演講也獲得不錯的迴響，但總是過不了自己心裡那一關。二〇一一年我到大學教書後，說話成為我的主要工作，這讓我更是誠惶誠恐，擔心自己教書不稱職。後來便和同在大學裡教書的博士班同學Elaine一起參與謝文憲老師的課程。

憲哥是我成年之後的說話老師，上完他的「說出影響力」之後，挖掘出我自己與食物的關係與感情。原來是因為童年時候的長成經驗，被放在內心深處不曾回想，那些與原生家庭的連結，都與食物有關。我開始書寫、憲哥教我做廣播、說書、直播，這些都與我的教書工作有關，也與我的醫療營養的教育工作有關。認真說來，這本書的發想，也在每次的上台說話與廣播節目的練習中，漸漸成型。

過去二十年，憲哥拼命的工作，在這兩年身體出了狀況，過勞、睡眠少、外食又飲食不規律、高壓、久站、少喝水等生活型態，在壯年時候發現了癌症，幸運的是發現得非常早，只要定期追縱，調整生活節奏與飲食習慣，就可以有很好的預後。

癌症的發生與擴散有個「種子與土壤」的假說，若把癌細胞比喻為種子，土壤是身體，細胞因為營養不良、外界環境或毒物刺激等因素導致細胞發生病變，理論上細胞內會有自我修復的功能，身體也有免疫機制可以防禦。不過一旦細胞的修復功能失敗、身體的防禦機制潰堤，如同種子在肥沃土壤中生長般，癌細胞在身體中生長、侵襲週邊組織、新生血管提供養分，導致癌症轉移。這過程就跟棒球賽局一樣，投手暴投、對方又接連安打、外野手和游擊手頻頻漏接、壘手讓對方盜壘，這種比賽根本沒有贏的可能。

憲哥熱愛棒球，他絕對不會讓這種事情發生。先前生病的小症狀是「暗號」，提醒他要去就醫檢查，因為檢查和開刀後切除的檢體分析，讓我們很早發現細胞的初期病變。癌症就是一種要早期發現早期治療的慢性病。這跟投手四壞球保送對方的強棒上一壘是為了避免他打出全壘打，接下來我們要殲滅下一個上場的人，留下殘壘，這樣才有勝算。

憲哥的人生很精采，我希望他接下來的生活型態和飲食都積極調整，提供他幾個建議，有類似經歷的朋友可以嘗試：

不聽信偏方：生病之後會有很多善心的建議，不論是偏方、民間藥或保健食品，在臨床工作中遇過許多病患因為服用不明偏方和民間藥導致肝腎衰竭的案例，雖然有研究認為某些整合療法對癌症病人的生活品質有正面影響[1、2]，但目前某些中草藥看似有療效，但仍需要更充分的研究來證實[3]，安全性也需要更多的研究來支持[4]。

吃原形食物：不論減肥、健身和慢性病的防治，大家都提倡吃食物的原態。主要是因為大家不太能夠分辨加工品的品質、也不甚了解加工的過程和原理。吃看得見的食物讓自己感到安心，也可以減少過多不必要的調味。未精製的全穀類、新鮮蔬菜水果是疾病預防的基礎打底食物，好的魚類、海鮮、黃豆、發酵的乳製品是優良蛋白質和油脂的來源。

少西方飲食：西方飲食型態中，攝取許多紅肉、飽和脂肪、烹調油炸等高脂食物或高糖高碳水化合物的飲食型態。研究發現西方飲食與男性攝護腺癌[5]和女性乳癌[6]的罹患風險有關。牛排很美味、紅燒肉不能辜負，但是每週吃個一、二次就可。由於資訊的流動太過迅速，每一陣子就會有流行的飲食型態，但西方飲食型態永遠與疾病有關，著實不得不慎。

規律的運動：中年之後過胖或過瘦的體重對於健康的維持都有害，以憲哥目前的運動功力，對於跑步的耐力不強，建議每週一至兩次的重量訓練、核心運動或伸展運動，對於整體的體重和健康管理都會加分，肌力建立起來之後，再漸漸增加耐力訓練。運動的能力和飲食一樣需要個別化管理，找到專業的教練給予合宜的鍛鍊才不會受傷。

外食的祕訣：有一次我跟憲哥去企業觀課，發現幫他買咖啡時需要加糖，他因工作的關係幾乎天天吃便當，這也是很多上班族的生活縮影。一日三餐，午餐時，因為勉強遷就工作使得營養不均衡，便請在早餐或晚餐的時候把沒吃夠的蔬菜水果補回來。真的很想喝飲料，就請喝沒加糖的蔬果汁。

我有個減肥班的病人，二十五歲的男性，體重一百一十五公斤，他天天外食又愛喝飲料，我讓他用無糖的西瓜汁或是無糖的新鮮檸檬愛玉取代含糖飲料。這樣他就可以在外吃到每日需要的一份水果和水溶性纖維。三個月後，他靠著聰明選外食搭配運動，瘦到九十七公斤。對於想喝飲料的慾望，可用無糖的氣泡水、咖啡茶類或不加糖的果茶代替，如果真的受不了，一個月偶爾放縱一兩次喝杯含糖手搖飲是無妨的。

憲哥的癌症發現得早，只要透過飲食與生活型態的調整、天天量體重、定期的追蹤，都無須太過擔心。人生是一場棒球賽，五十歲時生病只是第四局的對方滿壘，等待憲哥的安打，在第九局大獲全勝。

28／三鐵大叔的運動飲食

福哥是我的簡報老師，在教學上更是給我許多的指導與啟發。福哥《教學的技術》這本書是我案頭上的教學參考書，每次在課程設計上卡關時，只要翻一下福哥的書，回想一下之前福哥上課的示範，便可以在課程設計中再現新的教學技術，讓課堂操作與班級經營更加生動。

林明樟（ＭＪ）老師則是我和我先生的財報老師，我的高中生女兒也拜讀老師的《用生活常識就能看懂財務報告》，我們沒有活躍在投資上，但也因為上了ＭＪ老師的課，重新盤點自己的財務狀態、衡量自己的能力後避免了很多盲目的投資損失。在ＭＪ老師的「數字力」課程中，我不僅學到財報知識，也非常享受ＭＪ老師神乎奇技的教學節奏，把商學院一學年的課程濃縮在一整天的課程中，他在課程上的付出和努力也是我們第一線在學校教學者的模範。

兩位老師除了在自己領域與教學上的成就，他們兩位大叔也熱中三鐵賽事，福哥飽讀所有的運動書籍，以避免運動傷害；MJ老師甚至帶著兒子騎車環島，那種毅力和決心真的非一般人的堅持，他們運動是為了走更長遠的路，而不是為了盲目地求勝。

寫這本書的期間，我和葉丙成老師、黃國珍老師、好友Paul和Eva一塊起了體重控制比賽；福哥和MJ老師兩人一組默默地開始體重控制。我們中年人啊，一方面要拚搏事業，另一方面還要保持健康的身體，才能抵抗慢性病、健康地陪伴家人走人生的道路。

為什麼體重沒有如消耗的熱量般等比下降呢？

兩位老師問：我們每年都規劃相當重量級的運動賽事，包括潛水的極限運動、騎自行車環島、三鐵等活動，為什麼體重沒有如消耗的熱量般等比下降呢？

運動表現是遺傳、適當的訓練、充足的營養、水分、毅力和休養的綜合結果。對於非運動員的一般人而言，要理解足夠的營養與能量的攝取、運動期間能量的消耗、和運動中間的足夠休息與恢復，才能減少受傷的風險並保持適當的身體組成。

通常我們會假設，只要每天消耗更多的熱量，長期下來就不會發胖，不過這只是大家心理上的假設，並沒有確切的研究證明支持。醫學界花了龐大的資源來研究運動與肥胖的關係，但**並沒有直接證據可以證明運動等於可以減重**。主要的理由是人體是複雜的系統，影響體重的變數太多，並不是只由一個運動項目左右人體的新陳代謝。

舉例來說：一個持續長時間運動的人，身體可能會使用一個或多個能量路徑。在任何體育活動開始時，細胞會進行「無氧作用」產生ATP（細胞的能量形式）以提供快速的能量來源；隨著運動的繼續，乳酸系統產生用於運動的ATP。如果這個人以中等強度長時間地持續鍛鍊，則「有氧途徑」將成為燃料的主要途徑。另一方面，無氧途徑為短時高強度運動（如短跑）提供了大部分的爆發性能量，像是二百公尺的競速游泳、高強度的籃球或足球比賽。

記憶點：

短時間運動：無氧作用途徑

長時間運動：有氧作用途徑

所有ATP生成途徑都在運動開始時打開。用於運動的ATP的產生取決於細胞利用氧氣的能力。影響氧氣利用的能力並因此影響能量途徑的因素是：「劇烈運動的能力」和「持續時間」。不過這兩個因素成反比。例如，我們無法用百米衝刺的速度來跑馬拉松，我們必須降低運動強度以增加運動的持續時間，主要原因是有氧途徑不能隨著持續時間增加而產生的相同強度的強度，氧氣的可利用性降低和乳酸的堆積，功率輸出減少。

這個過程與飲食有關的是「產生能量的營養素的貢獻」。隨著運動時間的延長，脂肪作為能量來源的貢獻更大。高強度運動則相反。當強度增加時，人體愈來愈依賴碳水化合物作為主要能量來源。

以一個四小時的三鐵運動或全程馬拉松而言。剛開始使用最多的是肌肉裡的肝醣，但差不多會在第三個小時的時候便耗盡了，如果過程中沒有補充，可利用的血糖也會在此時使用殆盡，所以在運動過程中要不時地補充碳水化合物維持血液中的血糖，以供應運動消耗所需。這個過程中一直持續很給力的便是脂肪，像是肌肉細胞裡的三酸甘油酯、血液中的游離脂肪酸，可以恆定地不離不棄，作為全程的能量來源。

記憶點：
短時間高強度：碳水化合物為主要能量來源
長時間運動：脂肪為主要能量來源

輕度訓練搭配體重控制

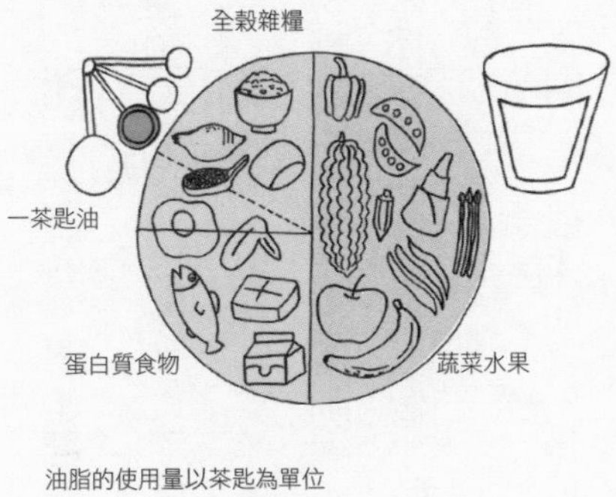
全穀雜糧
一茶匙油
蛋白質食物
蔬菜水果
油脂的使用量以茶匙為單位

輕度訓練無須額外增加飲食，其實就是均衡的飲食型態。每餐的飲食量如下：

每餐的飲食量，蔬菜水果佔1/2。全穀雜糧（米飯、地瓜、紅豆、綠豆、玉米等）佔1/4，如果要控制體重則吃1/6。剩下的部分則是瘦肉蛋白質食物（豬肉、魚肉、牛肉、雞肉、黃豆製品、雞蛋、乳製品）。

中度訓練的運動餐盤

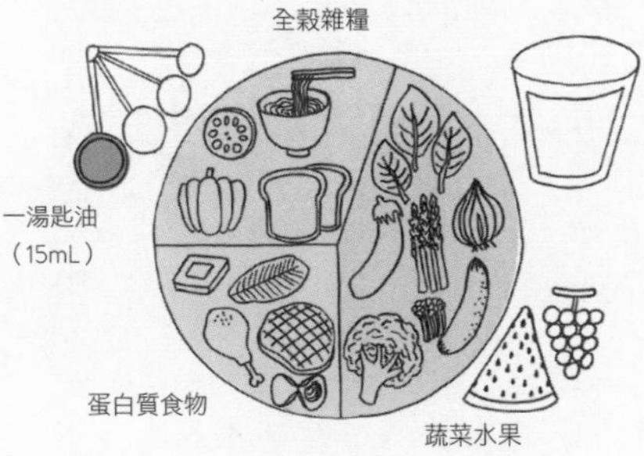

至少每日兩次的運動訓練，一次為技能的加強，另一次為耐力的鍛鍊。飲食中瘦肉蛋白質食物維持1/4，但增加全穀雜糧的比例為每餐的1/5，剩下為蔬菜量，並額外增加2~3份水果或果乾。

重度訓練和比賽當天的運動餐盤

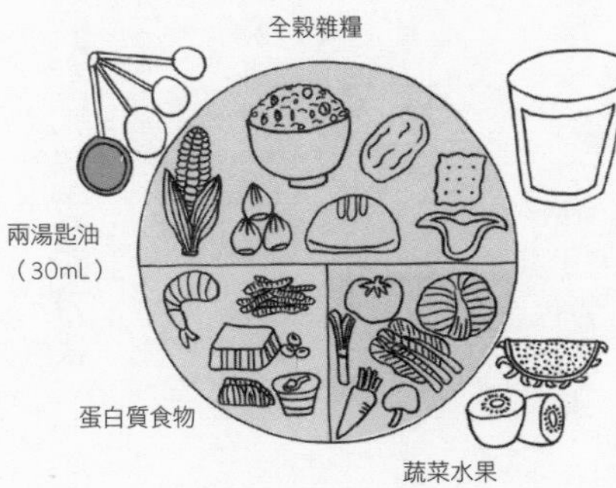
全穀雜糧
兩湯匙油
（30mL）
蛋白質食物
蔬菜水果

每日兩次以上的重度訓練，需要增加全穀雜糧的比例為每餐的1/2，使肌肉細胞得以維持足夠的能量來源；瘦肉蛋白質食物維持1/4，剩下1/2為蔬菜量，並額外增加2~3份水果或果乾，油脂比例也增加一湯匙。

足夠的碳水化合物和脂肪，可以讓肌肉細胞內有足夠的肝醣；飲食的脂肪提供可以讓血液中有游離脂肪酸提供長時間的能量來源。

運動的目的不同連帶的訓練方式也不同，也因此會影響到飲食的組成與方式。

運動要怎麼搭配吃，才能管理好體重呢？

根據美國奧林匹克委員會（USOC）、運動營養師的建議，將運動訓練目標分為輕度、中度和重度訓練，依照訓練目的的不同，給予不同的運動員飲食餐盤。如果你每週訓練超過五個小時的運動，建議食用這樣的餐盤，以確保營養均衡和運動表現。

對於一般人而言，每日一小時的重量訓練或三至五公里跑步，給予輕度訓練餐盤便相當足夠，需要體重控制時，酌量減少全穀雜糧（碳水化合物）的攝取。我們大部分都是這樣的生活型態，除非在準備運動賽事的期間或是當天，才需要用到中度或重度的飲食餐盤。

運動加上飲食控制才能有效做好體重管理，別以為自己久久一次的運動賽事便可以減少體重，很多人（包括我自己）也曾經因為運動而放鬆了飲食控制的心態，反而在運動的狀態下愈來愈胖、體重不減反增，真的會讓人非常挫折。

體重管理有許多變數，除了飲食以外，睡眠也是重要變數。在為事業搏鬥的中年人大多在高壓中，時常呈現睡眠不足的狀態。睡眠不足會讓血液中的皮質素上升，這種激素可以在短時間內讓我們有爆發力，但若血液中的濃度持續在高點，就會讓身體水腫、高血壓、高血糖、失眠甚至掉髮。睡眠不足也會讓胰島素敏感度下降，意思是血糖會更容易轉換成脂肪。此外其他的賀爾蒙也會因為睡眠不足而讓瘦體素濃度下降，讓身體誤認有饑荒的壓力，讓人更容易想要進食，更容易有飢餓感。所以我們可能都有這樣的經驗，一旦熬夜就會很想吃宵夜。因為這都是人體賀爾蒙的回饋反應。

所以，管理體重其實不只是看體重計上的數字，其實真正的意義是管理我們的新陳代謝。但新陳代謝是什麼？又看不見，而且它的機制又這麼複雜的。我們要怎麼管理？透過合理的運動規劃、健康的飲食以及好的睡眠品質，才能全面地管理自己的身形、體重和健康。

記憶點：

管理體重=管理新陳代謝

SSE（sports/sleep/eating）

29／為孩子成為好大人

這兩年因為在台灣學校午餐的倡議活動中認識了昭儀。她一臉俠女的樣貌，骨子裡是堅強的母親。主持水牛書店、舉辦許多餐食文化與製備的課程、研發先生田裡的作物成為商品，平日與一群家長們共同挑起孩子學校午餐的工作，晚上還得張羅一家吃食，我在想她的三頭六臂從哪兒長來的，我得好好學習一下。

我們共同關心孩子的學校午餐，因為學校屬性的不同，我們各自貢獻了自己的所長。理論上應該由政府撐起這片照護學童健康的網，卻因為學校規模與人力，得由一群家長熱心支持，進場洗菜幫忙前置處理的工作，孩子們當天的午餐才有著落。因為她每日與家長們這樣親身操持大量的團膳工作，她希望我給父母們一些必備的飲食和營養的概念。

營養學和食物學的知識在大學得兩年四學期才教得完，怎麼可能濃縮在一個章節中完結呢？為此我想了很久，細瑣的知識可以慢慢學習，但在這之前倘若沒有感受到飲食在生命中的重量，認同營養學是一門科學而不是一種感覺，再怎麼耳提面命或是大聲疾呼，「煮飯」這件事永遠是被作賤、被認為低下的工作。

身為父母，我們該給孩子們怎樣的飲食生活？我們自己又過著怎樣的飲食生活呢？如果要囊括這些，我認為就是兩件事：

一、**知道自己應該要吃什麼**。

二、**好好經營一餐的能力**。

知道自己應該要吃什麼

很多成年人到了吃飯時間，常常不知道自己該吃什麼，更別說依靠父母供應餐食的孩子們，每到吃飯時間的「等一下吃什麼？」成為每天困擾大家三次的事情。在戰後一九五〇年出生的那一代，當時學校供應的午餐叫做「營養午餐」，沒有所謂的好吃不好吃，那是沒有選擇中盡可能地補充學童們的營養。當時的學校午餐也是許多孩子們一天當中最豐盛的一餐。時至今日台灣社會豐衣足食，學校午餐從「營養補給」的角色慢慢多元發展為「要好吃」、「要便宜」、「要討小孩喜歡」，卻一直沒有完全發展為**「飲食決定了我們身體健康」**、**「飲食是生活教育的**

一部分」、「**飲食生活也是文化的底蘊**」、「**要感謝辛勤工作與為我們烹調食物的人**」。舉例來說，從餐具和筷子的使用、什麼餐食搭配什麼餐具、碗得捧起來就口、盤要放在桌上不得捧起，那些好好捧碗、持筷、挺胸、細嚼不出聲，都是為人基本的樣貌，但我們都沒有正眼看待。

好好吃一餐不只是美味，而是知道自己應該要吃什麼，因為準備時得付出心神與勞力，並與家人一同分享。以米食文化為基底的台灣人，正面對碳水化合物恐懼症的困擾，站不住腳的飲食建議隨時可以輕易影響國人。許多父母貿然地讓孩子和自己一起吃低油飲食、低醣飲食或生酮飲食，允許孩子大口吃肉不吃青菜，為了孩子高興吃飯得花錢到親子餐廳邊玩邊吃不健康的炸雞、薯條、布丁兒童餐。我們動不動就陷入雜食者的兩難。

從能量來源看食物分類，可以分成從汲取太陽來的農園食物，以及透過石化燃料，從工廠來的食物。快速工業化的生活步調使得食品工業的蓬勃發展，但卻讓我們忘記了：「飲食就是農業活動」。

水牛書店的隔壁就是「我愛你學田市集」，是一間綜合了農產品與食材、咖啡店、餐飲還有書本的複合式空間。對鄉下的農夫而言能夠貼補家用，多賣一點就是賺一點，小貨車上載滿的新鮮青菜是一大早從新屋產地直送來的，這些菜是新屋在地的婆婆媽媽們種植卻吃不完的有機青菜。因為昭儀與先生的努力，吸引了許多顧客上門，因為送來的不僅是新鮮，還有那份對土地的情感。對都市的朋友來說，可以直接吃到鄉下最安心的菜。

這是我敬佩昭儀的地方。

好好經營一餐的能力

「讓孩子知道自己應該吃什麼」得從飲食教育著手，但前提是父母在家庭得有「經營一餐的能力」。不只是烹調能力，家庭的餐桌還是記憶的魔法所在，我記得外婆在大年初二等我們回去時候做竹筍燒豬皮、大塊如金磚的烏魚子，讓我至今仍歷歷在目。那些鄉土料理、食材的配搭、隨著四季更迭節氣輪替的食材，都會在與孩子共餐共食的過程中被傳遞。曾幾何時一家人吃飯不再交談，在餐廳裡看到爸媽為了讓孩子不吵鬧，就把3C產品推給小孩，讓他們安靜看卡通、玩遊戲，然後爸媽自己安心滑手機。這一幕實在很詭異但也愈來愈尋常。

在輔仁大學兒童與家庭學系、餐旅管理學系和營養科學系的共同研究中，我們發現：「親子共餐、父母飲食教養行為、共親職對親子關係的模式具有顯著解釋力，其中母親鼓勵行為越多，對於親子關係具有正向影響力；父親與幼兒晚餐共餐次數越多、父母共親職中配偶支持越多，其對親子關係的正向影響力就越顯著」。**好好與孩子吃一頓飯可以讓親子關係更正向**，說成白話文就是這麼簡單。

我們太忙，加工品太方便，於是我們與我們的孩子很自然省略掉農夫的努力，每次看到朋友傳來他兒子在吃微波食品的照片，感嘆生活不容易，我們都知道吃加工品比吃原型的食物方便太多。為了方便我們犧牲了什麼呢？

完整的飲食教育可以增進孩子的知識力（知育）、培養孩子的德性與感性（德育），更增強孩子的健康體魄（體育）。從食材的生產，孩子們可以學習到植物生長與動物科學，理解人與環境的互動；從食材的運送和飲食的製備，孩子們學會感恩與付出，理解社會是一個群體互助的結構；吃下的食物成為身體全部，孩子會從食物的味道和體力的增進，理解健康的身體有多麼重要。

孩子的飲食由大人給予，我們唯有成為好大人，孩子才能由內而外地長大。除了生理上的被滿足，在餐桌上的舉箸、禮讓、體貼，才能讓孩子成為一個完整的人。

我是如此期待著。

30／創新者的瘦身人生

周碩倫老師的創新課程是業界的專家，老師沒有私人的公開班，都是在世界排名的各大企業教學。不論是商業或是科技，我都很認真追蹤老師直播、演講，也都能夠在這當中學習到世界第一手的創新資訊與思維。去年老師在六十天減掉十五公斤，當時減到九公斤的時候，老師在大賣場抱了兩包各三公斤和六公斤的牛肉，作為減重時候的紀錄與自我提醒。我當時看到照片忍不住會心一笑，真不愧是教創新的老師，對於自己人生的創新紀錄也是如此的真實面對。

此外，當時老師的兒子正面臨升學的關卡，為了激勵兒子朝目標前進，他自己在四十多天裡減了十公斤。老師的毅力不僅在專業上，也在為人父母的以身作則上，這件事著實讓我非常欽佩。不過真要挑剔老師減肥這件事，我是覺得老師減得太快太猛，我會建議一個月四公斤的節奏減四個月，然後維持六個月以上。

如何用家常菜就能減醣飲食？減重的同時如何增強體力？

老師的減重過程採用的是減醣（低醣）飲食，師母在老師減重的過程中扮演重要的助手，因此師母很想知道：如何用家常菜就能減醣飲食？減重的同時如何增強體力？

在進行一種特殊的飲食型態時，優先考量的是「安全性」。每個人的基礎身體狀態不同，別人可以執行的飲食自己或許不行。有些人的體質因為脂肪代謝異常，或先天性的高脂血症，因此必須採用低脂飲食；有些人因為醣類代謝的能力較差、胰島素敏感性不佳，便比較適用減醣飲食。這兩年因為運動健身風氣盛行，為了增肌的高蛋白飲食也非常風行。不論是低脂、減醣、高蛋白，或是更極端的生酮飲食，都是著墨在三大營養素：醣類、蛋白質和脂肪的比例上，都各自有適合的族群。

在基因檢測的科學下，我們大致可以從家族史來概略選擇自己可能適合的飲食型態，例如家族有糖尿病的病史，尤其是直系血親（祖父母、雙親），醣類食物的攝取必須定量攝取（米飯、麵條、地瓜、玉米等）和含糖飲料和甜點則必須較一般人更嚴格的管控。

低醣的定義和原則是什麼呢？

目前對於「低醣飲食」並沒有統一的定義，但有文獻認為每天攝取少於七十公克的醣類，便是「極低醣飲食」。所謂七十公克的醣類來源，換算成食物相當於一碗裝得尖尖的飯，或五顆小型蘋果，或兩片半的薄型吐司。

但每個人的熱量需求不同，一個中等體型的成年女性，每日的熱量需求約一千二百至一千五百大卡、男性約二千大卡，依照各文獻的定義和不同熱量需求，可分為：依照醣類的公克數來計算或依照醣類佔總熱量百分比的這兩種計算方式（如下頁）。

如何用家常菜就能減醣飲食？由於飲食中主要的醣類來自於澱粉類食物和水果，在控制飲食不吃零食甜點的狀態下，低醣飲食很容易執行。家常菜裡搭配的肉類、魚類、黃豆製品幾乎不含醣類來源。葉菜類的蔬菜醣類多為纖維質可忽略不計，一般情況下的家常菜搭配適量的米飯，都可以是低醣飲食的狀態。在烹調的調味上，可利用蔬果本身的甜味

> 記憶點：
>
> 有糖尿病的家族史：低醣飲食
>
> 有心血管疾病的家族史：低脂飲食

碳水化合物飲食	定義	2000大卡	1500大卡	1200大卡
極低	21-70公克/每日	4-14%	6-19%	7-23%
中度低	30-39.9%	150-200公克/每日	113-149公克/每日	90-120公克/每日
中度	40-65%	200-325公克/每日	150-245公克/每日	120-195公克/每日
高度	>65%	>325公克/每日	>245公克/每日	>195公克/每日

如果周老師每日攝取2000大卡，只攝取70公克碳水化合物，已經十分接近生酮飲食（上表灰色底框），這部分並不十分建議。

若要積極減重，我會建議老師採取「中度低碳水化合物飲食」（上表反白字），每日攝取150~200公克的醣類，而150公克的食物份量如下表：

	早餐	午餐	晚餐
內容物（含醣量）	薄吐司一片（30公克醣）	米飯3/4碗（45公克醣）	米飯3/4碗（45公克醣）
每日水果2種	小香蕉1根、葡萄10顆、小蘋果1顆、瓜類1碗等（30公克醣）		

（洋蔥、紅蘿蔔）、酸味（檸檬、番茄），減少糖的添加，以避免從調味料中攝取外加的糖。

減重的同時如何增強體力？足夠的熱量和均衡的飲食是支撐體力的來源，以低醣的基礎，攝取足夠的蛋白質和蔬果，都能確保體力的來源。以周老師的需求，在執行低醣飲食的時候可以這樣吃：（如右頁表）

減重又必須外食時，每日三餐如何選擇？可以吃小火鍋、鐵板燒嗎？

老師因為工作的移動性大，也常常至國外出差，減重時期最困難的就是每天三餐的安排和選擇，當時很多餐都是吃小火鍋、鐵板燒。因此，如何不用麻煩的準備，也能輕鬆的健康飲食，是許多人的困擾。

小火鍋的確是外食時的前三名選項，豐富的蔬菜和蛋白質來源（肉片、海鮮），只要避免加工的火鍋餃類和丸子類，幾乎是可以全部完食的選擇。吃火鍋要注意的是湯，在肉品川燙之後會溶出較多油脂與普林，對於體重控制的人而言，喝湯的最佳時機是在川燙肉品之前。倘若選擇的是蛤蠣鍋，稍加川燙便可以食用，還可喝到清甜少油的蛤蠣湯，這是我家女兒的聰明首選。

鐵板燒雖然也有肉類和蔬菜，但油脂量稍多、調味稍重，很容易一不小心就吃進過多的米飯，也會因為口渴而喝了餐廳提供的飲料，這需要意志力來控制啊！

早餐	午餐	晚餐
吐司1片、煎蛋1個、無糖豆漿240cc、水果1個、生菜一盤	白飯3/4碗、不同的炒蔬菜2碗、半盒豆腐、魚類或肉類3兩	牛肉麵：熟麵條1.5碗、牛肉塊4兩、不同的炒蔬菜2碗、水果1個

大約是1800～2000大卡的一日男性菜單範例。

老師若在國外出差，我建議在飯店吃早餐，攝取一日需要的蔬菜和兩份水果為主，以避免午餐時候倉促的吃便當和豐盛的應酬晚餐。午餐便當一樣吃3／4碗的飯（可能會剩下一半啊）、蔬菜、豆製品和魚類肉類可以放心地如平常的份量取用；晚餐應酬時太多細節要顧慮，有時得預支明天的熱量額度，或需要在前一天就開始進行食量的調節。這是人生的不容易，需要在飲食和工作中取得平衡。

正確的減重：減少內臟脂肪、體脂肪，同時避免減掉肌肉

正確的減重應該盡量減少內臟脂肪、提升骨胳肌率，但是一般減醣只會減掉體脂肪，有時候對於健康反而會有影響，這部分該如何克服呢？

我們來看下頁表格的兩個例子，都是我曾經介入過的減重門診病人型態，我們用數據變化來解釋

	A、B原始體重	個案A減重後	個案B減重後
	70公斤	65公斤	65公斤
肌肉量	45公斤	45公斤	41.5公斤
肌肉率	64%	69%	66%
脂肪量	15公斤	10公斤	13.5公斤

「減少內臟脂肪、提升骨骼肌率」的含意。

這兩個個案都是70公斤、一樣的肌肉量和脂肪量，但在減重兩個月後，個案A減的都是體脂肪5公斤、肌肉量沒有減少，因此提升了肌肉率5％。而個案B看似肌肉率一樣是64％沒有減少，但是由於體重（分母）減少了，其實肌肉量減少了3.5公斤（上表襯底框）、脂肪也只少了1.5公斤。

因此這句話「正確的減重應該盡量減少內臟脂肪、提升骨骼肌率」，看起來對又有些需要修正。**正確的減重應該是「減少內臟脂肪、體脂肪，同時避免減掉肌肉」**。熱量攝取不足時（醣類和脂肪）時，整體熱量不足身體的基礎代謝率所需，便容易使得肌肉蛋白質因為糖質新生作用而被消耗為熱量。以男性的平均基礎代謝率為一千五百大卡左右、女性約一千大卡，避免長時間的飢餓或低於基礎代謝率的熱量攝取；**運動後適當的補充醣類食物**

也可以避免肌肉細胞的耗損。

很多人在嘗試低脂或減醣飲食之後，體重都會顯著的改善，與其歸功在飲食比例改變了體重，倒不如說是因為開始注意飲食，「更在意」自己吃下的食物，「更謹慎」挑選食物，「更講究」進食的種類。舉例來說，以前在餐廳點菜或吃buffet的時候會直接點自己「想吃」的，開始重視飲食與身形管理之後，思考與拿取食物的時間拉長；在挑選外食餐廳的時候會更謹慎、買菜的時候也會注意蔬菜量是否購足。種種以上行為都會減少自己原先的飲食份量，也相對放慢了進食的時間。

飲食型態看似一個具有代表性的重大改變，但是成功的體重管理是所有的生活因子一起加乘、共同作用後的結果，我們要很佩服這樣努力的自己，並堅持維持著瘦下來的健康身形。

31／間接斷食的知識與執行方式

嚴嘉琪教授是我的師母，也是我很敬重的教育界前輩，她的外語專長不只在大學裡教書，也帶著大學生一起下鄉去帶孩子們學習。對大學老師來說，光是教學和行政業務都忙不完了，我每次看她動員這樣大的活動，加上她在熟年之後生了兩個美麗聰慧的孩子，白天上班，晚上帶孩子，對於精神和體力都是一大考驗。有時看她疲憊的臉龐和冒出來的白髮，但依舊對工作的付出和堅持，真是讓我不得不更加虛心和努力。師母有很多自我修練的方式，除了心境與宗教上的進修，身體的運動像是瑜珈、靜坐，有時也會從飲食切入進行間歇性斷食。

間歇性斷食法是否有效安全？

進行任何一種飲食型態的嘗試時，優先重視的是「安全性」。這件事或許很難理解，但畢竟要成為一個大家都可以適用的飲食型態，需要很多嚴謹

七天為一周期	第一天	第二天	第三天	第四天	第五天	第六天	第七天
第一組 間歇能量限制	每天只吃 600大卡		按照原來飲食				
第二組 每日能量限制	按照原來飲食，每天減少500大卡。						

的隨機對照的人體試驗來證實對人體沒有傷害，或是排除哪些不適用的族群。

在二〇一九年的對照實驗當中，研究募集了四十三位不抽煙、體型中廣（central obesity）、三十五到七十五歲的男性與女性，把這群人分為兩種不同的飲食限制：

一週七天的飲食限制。第一組是，其中連續兩天只吃六百大卡，另外五天正常飲食的間歇能量限制。另一組則是依照個人的飲食型態，每日減少五百大卡的連續能量限制。整個實驗期限維持四週，結果兩組都減輕二公斤多，胰島素敏感度也都改善了，兩種飲食型態都一樣好。

每日連續限制飲食的受試者，有比較好的空腹血糖；而間歇能量限制組的人，血中非酯化脂肪酸（游離脂肪酸）的濃度比較低。但因實驗期間較短，兩組的血壓、心跳、血脂肪、發炎指數等，都沒有顯著的改變。

這個臨床實驗指出，只要短期的飲食介入，不論是間歇的每週兩日低熱量斷食或是每日連續平均的低熱量攝取，都可以看到體重的改變。

我覺得大家可以依照自己的可執行度來決定，如果平日可以製備餐食，已經有飲食份量概念了，讓每日的飲食恆定平均分散地減少，對身體恆定的影響是較小的。倘若平日工作有很多不得已的應酬、外食等超過每日所需，每週挑兩天減少飲食攝取量來平衡一下，在本篇的研究中也看到相同好處。

不過有些慢性病人不宜貿然斷食，例如糖尿病人如果有服用血糖藥，則不建議任意執行斷食或極低熱量的飲食限制，以免發生低血糖或酮酸中毒；例如痛風或高尿酸血症的病人，貿然大吃或禁食時間過長，都容易導致痛風發作。有些病人會有低血壓的併發症，這些都得謹慎評估。

不會煮飯的職業婦女，如何便利取材，簡單快速準備有營養的餐點

以前高中生還小的時候，我曾經在週末一早騎腳踏車載著她到水源市場買菜。回程時，車前的籃子是滿滿的菜，我得特別出力掌握好沉重的把手，車子才不會蛇行，孩子在我身後抓著座椅扶手，跟我講她在保母家玩了什麼的生活瑣事。那段買

菜的時間沒有很長，我懷了老二之後不方便騎車便中斷了。或許孩子也忘記了，但對我來說這是面對孩子青春期衝撞時的緩衝墊，我會想起「她曾經這麼依賴我」、「她也是很可愛的孩子啊」，然後媽媽深呼吸之後就能夠繼續往前。

那時候我也是年輕的媽媽，在傳統市場裡常常被看破手腳，有次去肉攤買肉，我總是挑人最多、然後聽著婆婆媽媽們跟老闆的對話，像是「我要做咖哩，肉瘦一點，切塊」、「我要包餛飩，半肥瘦的絞肉半斤」這樣的對話，我也學了幾句或許比較不會被識破，很怕因為老闆欺生而喊貴了價錢。

那次我一站在肉攤前，老闆見我第一句話就用台語笑著說：「哩看起來就是上班媽媽。」我牽著女兒的手心在冒汗，我說：「哩那案哉樣（您怎麼知道）？」老闆大笑說：「看起來就是啊！」那時候我就知道，年輕媽媽的臉是裝不出來的。不過，老闆因為我是年輕媽媽，所以特別算了便宜，讓我買了小排回家做糖醋排骨。

那時候電子商務很少，僅有幾家買菜送到家的綜合菜箱都價格不菲，傳統市場和量販超市是當時我買菜的主力，也因為年輕力壯的，扛菜都不是問題。一直到十二年後生了老三，分身乏術的狀態讓我常使用電子商務訂菜到家。

這十年來電子商務的蓬勃發展，甚至很多量販店、大型超市都推出線上訂菜送到府的服務，農產品的管控在這幾年也發展了生產溯源機制，使用QR code就看得到檢驗資訊（https://qrc.afa.gov.tw/News/Detail/87），以往隱身在田園的農民以另外一種姿態拉近了與消費者的距離，可以讓我們買到價格合理、資訊透明又省時便利的食材。**「線上訂菜送到府」這個服務是我很推薦給職業婦女的採購方式**，帶孩子買菜的浪漫，可以等到週末時候再來進行。

選擇適合的鍋具與家電

我自己在「快速配餐」這件事上有很大的需求，因此發展出配合我的鍋具與家電可以進行的節奏。

一、**可預約炊飯的電子鍋**：進廚房後第一優先洗米煮飯，時間約四十三分鐘。我常用的是糙米與白米一比一的主食。剛開始家人吃不習慣糙米的時候，可以先少量添加，之後再慢慢增加比例為一比四、一比三到現在的一比一。偶而我也會做炊飯，細切的高麗菜、雪白菇、毛豆等，都是我常用的素材。

二、**多功能水波爐**：我最常使用「烤魚模式」和「無油炸雞模式」。單片無刺的鱈魚、鮭魚、鯖魚都是家裡冰箱常備的食材，魚片抹鹽後放進爐中二十分鐘便可完成。炸雞模式可以用來炸重調味的肉排或雞塊，沾了炸雞粉或是以醬油、蜂蜜、鹽麴醃過的雞丁或腱子肉，都是孩子們非常喜歡的食物。

三、三爐式瓦斯爐，二十八公分的平底不沾炒鍋、三公升不鏽鋼湯鍋、一點五公升不沾湯鍋，這三個是平日常用基本款鍋具。

平底不沾鍋炒蔬菜、做糖醋魚或果茶燒魚，因為有深度又平底，做壽喜燒也很適合。無印良品的三公升不鏽鋼鍋內有容積刻度，這個設計讓我很方便定量，很適用於四～五口之家。不炒菜的時候，便用雞骨燉湯，再放些菇類或瓜類，就是一鍋營養美味的湯。

炒蛋後做番茄蛋悶煮、鹽麴豆芽干絲、炸醬燒豆腐之類的混炒菜，我就會用一點五公升不沾湯鍋，類似「煲」的方式讓菜餚慢慢入味，小鍋方便使用也比較不耗能源。

後來又跟風流行買了四公升的琺瑯鍋和五公升的鑄鐵鍋，假日時候用來燉高湯或是燒牛肉。有時候買到好吃的水果玉米或是夏日的竹筍，也會使用大湯鍋來川燙。

備餐時如何平衡小孩與大人的營養

家中掌廚者還有一個擔心，就是大人狀態可能營養過多了，而孩子正在成長需要全方位營養，如何在準備過程中取得最佳平衡？

營養需求分析

豆蛋魚肉來源：使用水波爐烹調主菜的烤魚、烤肉或無油炸雞；小的不沾湯鍋做的混炒菜裡的豆腐、雞蛋和干絲；炊飯裡的毛豆。

蔬菜來源：平底炒鍋用來炒時蔬、湯鍋裡的蘿蔔、瓜類或菇類。

全穀雜糧類：糙米飯、炊飯。

食材裡隱藏的油脂和炒菜額外添加油脂便已足夠，加上飯後水果，均衡餐食便已達到了。

目標值	全穀雜糧類(份/餐)	乳製品(份/周)	豆魚蛋肉類(份/餐)	蔬菜(份/餐)	水果類(份/餐)	油脂與堅果類(份/餐)
1~3年級	4.5	3	2	1.5	1	2
4~6年級	5	3	2	2	1	2.5

目標值	全穀雜糧類(份/餐)	乳製品(份/周)	豆魚蛋肉類(份/餐)	蔬菜(份/餐)	水果類(份/餐)	油脂與堅果類(份/餐)
1~3年級	5	1	2	1.5	每周2份	2
4~6年級	5.5	1	2.5	2	每周2份	2.5

師母的孩子一個是國小低年級、一個是幼稚園，**孩子們和大人一起吃飯，最大的不同的是「分量」**，例如：大人一餐半片鮭魚（三兩），孩子就是四分之一片；大人吃一碗飯，依照孩子的活動量，或許就是半碗到一碗都是正常的。

每個孩子的活動量不同，我們可以身高和體重來做飲食是否攝取足夠的基準。

另外是「調味」方法。孩子們的味蕾尚未受到污染，在自家調味上，我使用的是食鹽、檸檬、二號砂糖、蜂蜜、醬油、味霖、鰹魚粉、味噌、鹽麴、蔥、薑、蒜頭，最刺激的味道只有胡椒粉了。新鮮的食材配上簡易的調味，永遠是廚房不敗的關鍵，所以不用擔心自己廚藝不佳。

晚餐的分量可參考小學生的學校午餐攝取建議量

一碗飯是四份，低年級的孩子的飯量約是一碗左右。孩子們每天應該要攝取兩杯（240cc）的乳製品（鮮奶、優酪乳或無糖豆漿），一餐是二兩的肉類或魚類，如果有攝取蛋或豆腐、豆干，肉類則可以減半。一餐一碗的蔬菜量是基本的，每天也應該要有一～二碗的水果。

32／減肥前應有的心理建設

人到中年，可能是因為定期健康檢查的緣故，健檢表單上的體重和紅色檢驗數據讓身邊的朋友們有意識地開始減重健身，身為這個行業的人可以感受到這個潮流一直沒有停歇。網路上的減肥資訊雜亂如麻，任何一個自己減肥成功的人似乎都可以成為一方之霸，宛如吸納信眾似地在各式媒體平台宣揚自己的理論，甚至也因此賺取不少流量得到財富。

君子愛財取之有道。道就是正確的道理，是否可被驗證的科學知識。教導正確的知識獲取合理的勞務收入，才是有道之人。如果要問買哪台吸塵器吸力強、哪台濾水器售後服務好，問問網路大神是必要的，但倘若是利用網路大神看診、問健康事，甚至採用朋友看診之後的減肥方式，甚至服用藥物，我個人覺得都是太過冒險，太低估人體的複雜，也在不知不覺中放棄了照顧自己身體的機會。

減肥前應該要有的概念

一直以來我們認為少吃持續一段時間會導致負能量平衡而使體重減輕，即能量攝入（EI）少於能量消耗（EE），這種看起來很簡單的「能量平衡理論」，但也是在大多數減肥嘗試者中失敗率高的方法之一。

最耳熟能詳的減肥理論是「少吃三千五百大卡，便可以減少一磅（約零點五公斤）」這個論述的基礎在於：前提是你減掉的半公斤都是脂肪細胞，而每個脂肪細胞裡含了85～90％的三酸甘油酯，再以每公克脂肪九大卡來計算：

1磅（454公克）x（0.85~0.9）x 9大卡=3473~3677大卡

這個計算方法看似合理，但理論基礎卻薄弱地難以解釋，忽略了基礎代謝率的降低、或是肌肉消耗的熱量。基礎代謝率是每天身體在清醒的休息狀態下仍會消耗的熱量，佔了每日身體能量消耗的60～70％，包括因呼吸、心跳、體溫、血流等維持身體運轉的必要消耗。很像是汽車在等紅燈時候的暫停，雖然車子沒有移動，但在待速的狀態下，仍會有油料的耗損。基礎代謝率會因為外在環境的溫度、性別、年齡和肌肉量等因子所影響，在長期節食或斷食的時候降低；就像北極熊進入冬眠的狀態，靠著身體儲存的脂肪一整個冬天不進食也不會死亡，這種本能地降低活動量、以減低熱量消耗讓他們得以度過嚴峻的寒冬。

身體在飢餓狀態下超過兩週，基礎代謝率會降低15～20%，所以單靠節食或飢餓瘦身，無非是飲鴆止渴。

這些影響基礎代謝率的因子都難以掌控，可以靠自己改變的只有**正常均衡的進食和提升肌肉量**，均衡進食使得身體得以正常運作，避免基礎代謝率的降低；而肌肉細胞的耗能特性，使得提升肌肉量可以藉由提升基礎代謝率，讓自己進入到一個「自動消耗熱量」的狀態。

除了基礎代謝率之外，身體靠著活動消耗的能量佔一整天的15～30%，這是指除了運動之外的「非運動活動消耗」，包括打字、做家事、上網等，這個消耗量的個體差異很大，處於久坐靜態的生活模式很不利於體重管理，因此想要有效管理體重，也應該重新檢視自己的生活型態，每日至少站立或行走兩個半小時，讓自己的生活更加動態與積極。

如防制定成功減肥的策略

「減輕體重」和「防止體重反彈」，是減重計畫中最重要的兩件事；在策略上，短期的減輕體重得靠飲食修正，長期的體重管理則是得全面的重新設定，還需加上生活型態的調整、睡眠節律的穩定、面對壓力的自我調適等從內到外的影響。

很多時候我們檢討減肥失敗常常歸咎於不能堅持飲食計畫和無法執行規律運動，讓很多人在減肥過程中感到委屈。女兒曾經對我說：「媽媽，妳已經吃很少了，為什麼還是瘦不下來？」即便我是這麼理解減肥理論的營養師，也可能忽略了在負能量平衡時，生理的代償性代謝和攝食行為改變，可能反而抑制了體重下降而促使體重反彈。

我們得事先理解人體對能量缺乏與能量過剩時可能的代償作用，才有辦法發展出一個長期的減重抗戰策略。然而，這個機制是複雜的，減肥成效難以預測，與每個人的個體差異、像是不同人對於不同營養介入後身體反應均不相同，也缺乏對這類營養介入後的預測因子，也因為對抗負能量平衡的機制常常是相互作用和複雜的，個體微妙的變化通常難以量化。也因為這樣導致網路上各式的減肥學說眾說紛紜，卻無法有個科學的定論。

舉例來說，像是有人「覺得」喝了咖啡之後心跳變快、代謝變好；有人「覺得」喝熱薑湯後之後身體發熱冒汗，改變了代謝速率，因此把體重減輕歸功在這些介入上面；但真正的證據是，假設所有的受試者都攝取一樣濃度的咖啡，實際測量足夠數量的受試者的基礎代謝率與能量消耗，比較他們在攝取前與攝取後的確有差異，才可能以科學數據說話。

生理學驅動行為的機制和重要性

一、無法控制地狂吃

人體在能量不足和過量時，體內影響能量平衡的代謝生理和攝食行為決定因素像複雜的網絡一般，互相協調也相互牽制，在體重下降與上升的過程中，首當其衝的就是對飢餓、食慾和飽腹感的改變。

人體有一個很有趣的現象，或許是演化所驅使，人體對於飢餓感的接收比飽腹感更加敏感，一點點餓的時候，便放心地吃，但其實已經飽了仍然自動忽略飽腹感，而依舊無所謂的進食。這種「留下了石器時代的大腦，但身體卻處在食物過剩的現代」的時空穿越，讓我們的體重管理更加困難。

體重減輕的時候，身體的脂肪組織也會分泌一些細胞激素來提醒你「身體在耗損了」、「體組成有變化了」的警訊，這些保護身體耗損的訊號也往往干擾了進食行為，使得大家在減肥的時候，會有「特別想吃什麼」的狀態，而常常使得減肥計畫破功。

如何破解：

感覺到餓的時候，等半小時再進食。餓的時候是大腦接收到能量不足的一個訊號，此時存在肝臟中的肝醣會分解出來拉升血糖，血糖上升之後飢餓感會降低，這時候再進食，比較不會過於衝動。

準備無糖的茶飲、咖啡、氣泡水、豆漿、水果，或咬咬口香糖，吃這些像「煙霧彈」的低熱量食物，可以避免失去理智的瘋狂進食行為。

改變吃的順序：先吃蔬菜，再以魚類海鮮、豆製品或肉類搭配全穀雜糧一起進食，全穀類增加咬食的時間，也避免攝取過多肉和飽和脂肪。

二、**日夜節律混亂和壓力使得越夜越想吃**

睡眠不足會改變飢餓和食慾的內分泌調節。影響食慾的激素會掌控這部分並可能促進過多的能量攝取。睡眠不足、輪班工作或在夜間暴露於強光下，從而增加了晝夜節律的破壞，並增加了肥胖的發生。

壓力是另一個因素，當一個人處於壓力下時，可體松（cortisol）會釋放同時刺激胰島素分泌，這是生理學中有名的「戰鬥或逃跑」反應（fight-or-flight response），此過程使得食慾增加。長期的慢性壓力使得可體松濃度持續升高進而導致食慾增加而難以控制。

可體松通常在清晨高，午夜左右低，理論上應該是清晨時候覺得餓、晚上時候食慾較差。但是混亂的晝夜節律會造成「夜裡大吃、但早上沒有食慾」的夜間攝食症候群（Night-eating syndrome），倘若嚴重的失眠或飲食失序，都需要額外的心理諮商來協助病人克服失控的攝食行為。

如何破解：

晝起夜寐的規律作息，規律運動來調節壓力。輪班工作者在白天睡眠時須充分避光，並藉由飲食記錄來提醒自己的攝食情況。在工作的八～十二小時中才進食，其他時間則遠離食物。

現在資訊發達，許多民眾對於食物份量與熱量計算都很有概念，起初短期兩週內的減肥計畫都很成功，但最後無法維持，甚至復胖，往往都是因為沒有整體審視自己的生活形態，也忽略了內在生理反應默默地影響了自己的攝食習慣和行為。

知道人體的複雜，才能理解減重沒有標準程序，每個人的狀態都不同。我不認為光靠哪種飲食方法可以治百病、減眾人肥。減肥需要紀律和自我覺知，是一個和身體對話的過程。因為對話是動態的，所以動態的關係就很難有單純的標準程序。人體是一個複雜的系統，複雜的系統沒辦法用「只要少吃多運動」、「生酮飲食」、「減糖飲食」、「益生菌減肥」、「一直吃一直瘦」等吸引人的話術來管理系統。

越複雜的系統探測的專業門檻越高，但是用簡單話術安頓人心的市場越大。沒有學理與醫學基礎的飲食指導，可能讓想減重的你我傷害自己的健康，嚴重的住醫院，更糟的是失去自己的性命。減重不成事小，命賠了可就得不償失。

了解食物和營養、好好吃飯是維持健康身型的基礎，但長期的維持需要誠實的面對自己，建立運動習慣。非必要的情況下，應該修正日夜顛倒的作息，才有可能達到長期的健康與成功。

第23章 餐桌教養與記憶

1. Taveras, E.M., et al., Healthy Habits, Happy Homes: methods and baseline data of a randomized controlled trial to improve household routines for obesity prevention. Prev Med, 2012. 55(5): p. 418-26.

第26章 翻轉教育與外食人生

1. Naska, A., et al., Eating out, weight and weight gain. A cross-sectional and prospective analysis in the context of the EPIC-PANACEA study. Int J Obes (Lond), 2011. 35(3): p. 416-26.
2. Bezerra, I.N., C. Curioni, and R. Sichieri, Association between eating out of home and body weight. Nutr Rev, 2012. 70(2): p. 65-79.

第27章 抗癌飲食與棒球人生

1. Wang, T., X. Fu, and Z. Wang, Danshen Formulae for Cancer: A Systematic Review and Meta-Analysis of High-Quality Randomized Controlled Trials. Evid Based Complement Alternat Med, 2019. 2019: p. 2310639.
2. Lin, W.F., et al., Efficacy of complementary and integrative medicine on health-related quality of life in cancer patients: a systematic review and meta-analysis. Cancer Manag Res, 2019. 11: p. 6663-6680.
3. Chen, X., et al., Chinese herbal medicine for oesophageal cancer. Cochrane Database Syst Rev, 2016(1): p. CD004520.
4. Wang, R., et al., Efficacy and Safety of Chinese Herbal Medicine on Ovarian Cancer After Reduction Surgery and Adjuvant Chemotherapy: A Systematic Review and Meta-Analysis. Front Oncol, 2019. 9: p. 730.
5. Fabiani, R., et al., A Western Dietary Pattern Increases Prostate Cancer Risk: A Systematic Review and Meta-Analysis. Nutrients, 2016. 8(10).
6. Xiao, Y., et al., Associations between dietary patterns and the risk of breast cancer: a systematic review and meta-analysis of observational studies. Breast Cancer Res, 2019. 21(1): p. 16.

參考資料

第2章 減重班孩子們教會我的事

1. Fisher, J.O. and L.L. Birch, Fat preferences and fat consumption of 3- to 5-year-old children are related to parental adiposity. J Am Diet Assoc, 1995. 95（7）: p. 759-64.

第4章 肥胖、蛀牙、販賣機

1. Maliderou, M., Reeves, S. & Noble, C. The effect of social demographic factors, snack consumption and vending machine use on oral health of children living in London. British dental journal 201, 441-444; discussion 437; quiz 466, doi:10.1038/sj.bdj.4814072 (2006).
2. VanEpps, E. M. & Roberto, C. A. The Influence of Sugar-Sweetened Beverage Warnings: A Randomized Trial of Adolescents' Choices and Beliefs. American journal of preventive medicine 51, 664-672, doi:10.1016/j.amepre.2016.07.010 (2016).

第6章 好吃的不營養？營養的不好吃？

1. Smith, R., et al., Food Marketing Influences Children's Attitudes, Preferences and Consumption: A Systematic Critical Review. Nutrients, 2019. 11(4).

第7章 體質與基因，飲食能逆轉勝嗎？

1. Silventoinen, K., et al., Parental Education and Genetics of BMI from Infancy to Old Age: A Pooled Analysis of 29 Twin Cohorts. Obesity (Silver Spring), 2019. 27(5): p. 855-865.
2. Liotto, N., et al.,《Early nutrition: the role of genetics and epigenetics》. Pediatr Med Chir, 2009. 31(2): p. 65-71.

第8章 飲食失序

1. Ozier, A.D., B.W. Henry, and A. American Dietetic, Position of the American Dietetic Association: nutrition intervention in the treatment of eating disorders. J Am Diet Assoc, 2011. 111(8): p. 1236-41.
2. Steinhausen, H.C., 《Outcome of eating disorders》. Child Adolesc Psychiatr Clin N Am, 2009. 18(1): p. 225-42.
3. Sattler, F.A., S. Eickmeyer, and J. Eisenkolb, 《Body image disturbance in children and adolescents with anorexia nervosa and bulimia nervosa: a systematic review》. Eat Weight Disord, 2019.

第29章 為孩子成為好大人

1. 陳若琳、黃秀琦、鄭姍姍、涂妙如、李青松、劉沁瑜（2019），〈親子共餐、父母飲食教養行為、父母共親職與親子關係之研究〉《輔仁民生學誌 》25(2)，72-91。

第30章 創新者的瘦身人生

1. Wylie-Rosett, J., et al., Health effects of low-carbohydrate diets: where should new research go？ Curr Diab Rep, 2013. 13(2): p. 271-8.

國家圖書館出版品預行編目(CIP)資料

吃出影響力：營養學家的飲食觀點與餐桌素養
劉沁瑜著. -- 初版. -- 臺北市：商周出版：家庭傳媒城邦分公司, 2019.12　面；　公分.
-- (商周養生館；64)
ISBN 978-986-477-774-7（平裝）

1.營養學 2.健康飲食

411.3　　108021067

商周養生館 64

吃出影響力

營養學家的飲食觀點與餐桌素養

作　　者／劉沁瑜
內頁插畫／莊昕悅
企畫選書／黃靖卉
責任編輯／彭子宸

版　　權／黃淑敏、吳亭儀、翁靜如
行銷業務／莊英傑、周佑潔、黃崇華、黃薏芠
總 編 輯／黃靖卉
總 經 理／彭之琬
事業群總經理／黃淑貞
發 行 人／何飛鵬
法律顧問／元禾法律事務所王子文律師
出　　版／商周出版
台北市 104 民生東路二段 141 號 9 樓
電話：(02) 25007008　傳真：(02)25007759
E-mail：bwp.service@cite.com.tw
發　　行／英屬蓋曼群島商家庭傳媒股份有限公司城邦分公司
台北市中山區民生東路二段 141 號 2 樓
書虫客服服務專線：02-25007718；25007719
服務時間：週一至週五上午 09:30-12:00；下午 13:30-17:00
24 小時傳真專線：02-25001990；25001991
劃撥帳號：19863813；戶名：書虫股份有限公司
讀者服務信箱：service@readingclub.com.tw
城邦讀書花園：www.cite.com.tw
香港發行所／城邦（香港）出版集團
香港灣仔駱克道 193 號東超商業中心 1F　E-mail：hkcite@biznetvigator.com
電話：(852) 25086231　傳真：(852) 25789337
馬新發行所／城邦（馬新）出版集團【Cite (M) Sdn Bhd】
41, Jalan Radin Anum, Bandar Baru Sri Petaling,
57000 Kuala Lumpur, Malaysia.
電話：(603) 90578822　傳真：(603) 90576622　Email: cite@cite.com.my

封面設計／斐類設計工作室
排　　版／洪菁穗
印　　刷／韋懋印刷事業有限公司
總 經 銷／聯合發行股份有限公司
地址：新北市 231 新店區寶橋路 235 巷 6 弄 6 號 2 樓
電話：(02)2917-8022 傳真：(02)2911-0053

■2019 年 12 月 30 日初版
ISBN 978-986-477-774-7　　Printed in Taiwan
定價 380 元

廣　告　回　函
北區郵政管理登記證
北臺字第000791號
郵資已付，免貼郵票

104　台北市民生東路二段141號2樓

英屬蓋曼群島商家庭傳媒股份有限公司城邦分公司　收

請沿虛線對摺，謝謝！

書號：BUD064　書名：吃出影響力 營養學家的飲食觀點與餐桌素養　編碼：

請於此處用膠水黏貼

商周出版

讀者回函卡

不定期好禮相贈！
立即加入：商周出版
Facebook 粉絲團

感謝您購買我們出版的書籍！請費心填寫此回函卡，我們將不定期寄上城邦集團最新的出版訊息。

姓名：＿＿＿＿＿＿＿＿＿＿＿＿＿＿ 性別：☐男 ☐女

生日：西元＿＿＿＿＿＿年＿＿＿＿＿＿月＿＿＿＿＿＿日

地址：＿＿＿＿＿＿＿＿＿＿＿＿＿＿＿＿＿＿＿＿

聯絡電話：＿＿＿＿＿＿＿＿＿＿ 傳真：＿＿＿＿＿＿＿＿＿＿

E-mail ：

學歷：☐ 1. 小學 ☐ 2. 國中 ☐ 3. 高中 ☐ 4. 大學 ☐ 5. 研究所以上

職業：☐ 1. 學生 ☐ 2. 軍公教 ☐ 3. 服務 ☐ 4. 金融 ☐ 5. 製造 ☐ 6. 資訊

☐ 7. 傳播 ☐ 8. 自由業 ☐ 9. 農漁牧 ☐ 10. 家管 ☐ 11. 退休

☐ 12. 其他＿＿＿＿＿＿＿＿＿＿＿＿＿＿＿＿

您從何種方式得知本書消息？

☐ 1. 書店 ☐ 2. 網路 ☐ 3. 報紙 ☐ 4. 雜誌 ☐ 5. 廣播 ☐ 6. 電視

☐ 7. 親友推薦 ☐ 8. 其他＿＿＿＿＿＿＿＿＿＿＿＿

您通常以何種方式購書？

☐ 1. 書店 ☐ 2. 網路 ☐ 3. 傳真訂購 ☐ 4. 郵局劃撥 ☐ 5. 其他＿＿＿＿

您喜歡閱讀那些類別的書籍？

☐ 1. 財經商業 ☐ 2. 自然科學 ☐ 3. 歷史 ☐ 4. 法律 ☐ 5. 文學

☐ 6. 休閒旅遊 ☐ 7. 小說 ☐ 8. 人物傳記 ☐ 9. 生活、勵志 ☐ 10. 其他

對我們的建議：＿＿＿＿＿＿＿＿＿＿＿＿＿＿＿＿＿＿＿＿

＿＿＿＿＿＿＿＿＿＿＿＿＿＿＿＿＿＿＿＿

＿＿＿＿＿＿＿＿＿＿＿＿＿＿＿＿＿＿＿＿

請於此處用膠水黏貼